首都国医名师"大师1+1"丛书·第二辑

赵冠英临证与用药经验集萃

窦永起 · 主编

U0217265

北京科学技术出版社

图书在版编目（CIP）数据

赵冠英临证与用药经验集萃／窦永起主编. — 北京：
北京科学技术出版社，2022.2

（首都国医名师"大师1+1"丛书. 第二辑）

ISBN 978 – 7 – 5714 – 2163 – 2

Ⅰ. ①赵… Ⅱ. ①窦… Ⅲ. ①中药学 – 临床药学 – 经
验 – 中国 – 现代 Ⅳ. ①R285.6

中国版本图书馆 CIP 数据核字（2022）第 037665 号

策划编辑：侍 伟 吴 丹
责任编辑：杨朝晖
责任校对：贾 荣
装帧设计：昇一设计
责任印制：李 茗
出 版 人：曾庆宇
出版发行：北京科学技术出版社
社　　址：北京西直门南大街 16 号
邮政编码：100035
电　　话：0086 – 10 – 66135495（总编室）　　0086 – 10 – 66113227（发行部）
网　　址：www.bkydw.cn
印　　刷：三河市荣展印务有限公司
开　　本：710 mm × 1 000 mm　1/16
字　　数：187 千字
印　　张：12.5
版　　次：2022 年 2 月第 1 版
印　　次：2022 年 2 月第 1 次印刷
ISBN 978 – 7 – 5714 – 2163 – 2

定　　价：59.00 元

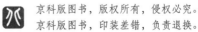

　　赵冠英教授是著名中医专家，首都国医名师。他既是我步入工作岗位后的第一个领导，又是我的导师，是我从事中医临床工作的领路人。他曾担任中国人民解放军总医院中医科主任、解放军中医药学会首任会长、中国中西医结合学会常务理事，享受国务院政府特殊津贴。

　　赵冠英教授1926年出生于河北省安国市，抗日战争时期即任八路军军医，1947年从白求恩医科大学冀中分校军医班毕业，1958年被中国人民解放军总后勤部保送入北京中医学院中医系学习，1964年毕业后被分配到中国人民解放军总医院中医科从事临床医疗工作，2006年离休后仍坚持每周一次门诊直到90岁，一生从事中医临床医疗、保健、教学和科研工作。他把旧学新知、中医及西医知识与个人实践熔为一炉，精于内科，擅长心脑血管病、老年病、肿瘤、糖尿病的治疗，用药风格独具特色。他宽厚仁爱，和蔼可亲，广受赞誉，是德艺双馨的中医名家。"努力学习新的医学知识，提高诊疗水平，以仁爱之心为伤病员服务"是他始终坚持的行医准则，凡求医寻药者，不论职务高低、富贵贫贱、长幼愚智，皆待之如至亲，有求必应。

赵冠英教授治学严谨，推崇"勤学博览，衷中参西，虚心善求，取精创新，走临床科研相结合之路"。他努力创新，积极研制新方新药，如治疗2型糖尿病的保元降糖冲剂、治疗冠心病的舒心散、防治慢性气管炎的补肾益气片、治疗肿瘤的保元抗癌口服液、用于保健延寿的保元丹等；同时还利用脉象仪、微循环显微镜、生理记录仪等检测技术开展了脉诊和舌诊的研究，为探索中医诊断客观化、数据化做出了贡献。他先后获得军队科技进步二等奖2次、三等奖1次、四等奖2次，医疗成果三等奖1次。他数十年如一日，勤奋好学，博采众长，笔耕不辍，发表学术论著50余篇，合编专著7部，更积累了许多未曾刊发于世的手稿，耄耋之年还在不断修改、完善之。这些未曾刊发的手稿，是赵老数十年研究的心血，既记录了他的学术思想和临床经验，又反映了他勤奋、严谨的治学态度，更反映了他对中医药和中西医结合事业的拳拳之心和深邃思索，相信在今后仍有重要的参考价值。

北京市政府非常重视名老中医药专家学术经验的整理、总结和传承，先后评选了多届首都国医名师、优秀名中医等，并在多年前就已开展"薪火传承'3+3'工程"名老中医传承工作室建设，"赵冠英名医工作室"是第一批。赵冠英教授还是第一批全国老中医药专家学术经验继承工作指导老师，先后指导了3批学员，我属第二批学员之一。6位赵冠英教授的学术继承人都根据自己的学习心得系统总结、整理了赵冠英教授的学术经验，但论真实、客观、直接，恐怕都不如赵冠英教授自己的手稿。因此，在北京市中医药管理局的支持下，按照相关要求，我与北京科学技术出版社编辑拟定了编著内容，带领学生和同事们精心将赵冠英教授撰写的手稿整理出版，以为北京市中医薪火传承工作做出一份贡献，也为传承老师的学术思想尽自己应尽的义务。

在本书编著过程中，得到了赵冠英教授及其女儿赵京利的大力帮助，志此为谢！

窦永起

2021.03.06

·赵冠英教授自述：我的医学之路·

　　我从 1945 年业医至今已 70 余载，如今回忆起我从医亦是从军的这 70 余年历程，不禁心潮澎湃，思绪万千。我在这 70 余年中经历了抗日战争和解放战争的洗礼。作为一名共产党员，我始终坚定立场，旗帜鲜明地同党中央保持高度一致；始终坚持为人民服务的初心永不变，对技术精益求精和全心全意救死扶伤的精神永不变。

　　我于 1926 年 8 月出生于河北省安国市郑各庄村的一个普通农民家庭。家乡地处冀中平原，是抗日战争时期的敌后抗日根据地之一。我自幼接受抗日救国的革命教育，曾任村、区儿童团长；1945 年参加八路军，后入冀中军区卫生学校军医班二期学习；1947 年毕业，先后在冀中军区卫生部医疗队和七纵卫生部任职；1950 年被调到北京军区卫生部任职；1956 年被调到中国人民解放军总后勤部卫生部任助理员；1958 年被带职保送到北京中医学院中医系学习。1964 年大学毕业后，被分配到中国人民解放军总医院中医科工作，曾任中医科医生、科室主任、主任医师、一级教授、博士生导师。先后担任解放军中医药学会第一、二届会长，中华中医药学会终身理事，中国中西医结合学会常务理事，中央保健委员会专家，国家科学技术奖和军队科学技术奖评委，解放军新药评审委员会中药组组长等十余种职务；首批全国 500 位名老中医之一；第一、二、三、四批全国老中医药专家学术经验继承工作指导老师；1991 年始享受国务院政府特殊津贴，技术一级、文职一级；2015 年被评选为第二届"首都国医名师"。

　　在 70 余年的行医生涯中，我始终坚持全心全意、一丝不苟地治病救人的医德医风。为此，我给自己制定了行医准则——"医者，以治病救人为己任，人命至重，非有渊博的知识、精湛的医技、丰富的经

1

验、高尚的医德，不能完成此使命。因此，必须做到：博极医源，精通医理，宗古不泥，学洋不崇，融贯中西；学用结合，知行并重，娴于实践，创新求实，不断攀登；病证详辨，古今相参，博采新知，兼纳仪检；制方严谨，药味精选，随症应变；忠于职守，认真负责，秉持仁爱之心；抢救危重，身先士卒，不避艰险；不论职务高低、富贵贫贱、长幼愚智、远亲近友，均同一等，皆如至亲，不求其偿，不图其名。如此才不愧为苍生大医也。"

医学是一门综合性科学，实践性很强。要想成为一位名副其实的医者，不但要具备广博的知识，还要不断钻研创新、深入临床、总结经验，故我恪守"虚心能进步，博学增才智，科研结硕果，实践出真知"的座右铭，努力将中西医之理融贯于实践工作中，做到"古为今用，洋为中用"，形成了一种独具特色的医疗风格，在临床、教学和科研方面，都取得了较丰硕的成果，获得军队科技进步二等奖 2 次、三等奖 1 次、四等奖 2 次，军队医疗成果奖三等奖 1 次，发表论文 70 余篇，主编、合编专著 11 部。在多年的保健医疗工作中，由于业绩突出，多次获得特殊贡献奖、荣誉奖等，为部队培养了一批高级中医骨干。至今，我仍坚持奋斗在医教研岗位上。现简要回顾我 70 余年的从医历程，总结一下成功的经验和失败的教训。

一、从戎学医

"七七事变"之后，日本帝国主义侵犯我国华北地区，为了保家卫国、早日打败日寇，我毅然于 1945 年初参加八路军，奔赴前线。由于当时部队急需大批军政和医疗骨干，我被派送到冀中军区卫生学校学习。那时学校只有一个军医班、一个调剂班，校址也随战争不断转移。

日本帝国主义投降后，冀中军区卫生学校固定在河北省河间县（现河间市）诗经村。由于北京、天津、保定等城市相继解放，许多知识分子和学生投奔到解放区，学校的师资得到补充，教学条件得到改善，并组建了一个有 300 张床位的附属医院，学校也改名为白求恩医科大学冀中分校。我所在的军医班由两部分人员组成，一部分来自部队，是在实践中锻炼出来的卫生工作者，一部分是新参军的学生，两者都渴望学到救死扶伤的医学本领去报效祖国，做一名像白求恩一样的医生。从小立志学医的我，格外珍惜这次难得的机会，几乎将每个星期日都用来学习，一边刻苦钻研，一边虚心向有实践经验的老同志们请教，最终以全优的成绩毕业，并被冀中军区卫生部授予"学习生产模范"的称号，成为一名军医。

毕业后我被安排到冀中军区卫生部医政科任科员，3个月后我又被调至冀中军区卫生部直属医疗队。当时的医疗队会集了全军区有名的外科专家，如廖明亮、王永宽、蔡庆昌、吕明正等。医疗队下设2个手术组，我被分配到第二手术组任医生。医疗队的两大任务是：有战事时奔赴前线，进行二线的战伤救治；无战事时去后方野战医院，代表冀中军区卫生部视察工作，协助医院医治疑难伤病员。由于有良师传授，又有大量需手术的伤病员，实践机会很多，我不断学习、充实和提高自己，很快成为一名合格的外科军医，并于3年后担任了主治医师职务。

二、实现夙愿

1958年，毛泽东同志发出"中国医药学是一个伟大的宝库，应当努力发掘，加以提高"的伟大号召，全国各地的卫生医疗单位迅速组织学习和落实。我所在的中国人民解放军总后勤部也不例外，认真贯彻执行这一英明决策，责成各大军区卫生部根据各自条件，组织西医脱产参加地方卫生部门主办的中医学习班，或者聘请地方和军队的中医教员自己办学习班，还抽调少数年轻医务工作者脱产到地方中医院校参加本科班的学习，为部队培养中医骨干。中国人民解放军总后勤部卫生部从报考军医大学的录取生和军医大学的预科班学生中抽调2批学生到地方中医院校学习，正好安排我负责这项工作，此事触发了我幼年时期学习中医的夙愿。

我的父亲是一位自学成才的业余中医，虽然医术不算精湛，但也能治疗一些常见伤疾，所用药物多采自田野，他用不花钱的草药治好了许多患者。我耳濡目染，在幼小的心灵中萌生了将来要当一名中医的愿望。虽然后来成为一名外科军医，但研习岐黄之术的意愿仍不断在我脑海中涌现，于是我向领导提出学习中医的申请。在当时中国人民解放军总后勤部卫生部训练局局长张禄增和北京中医学院负责教务工作的领导张鋭等的支持和协助下，我很快被批准去北京中医学院学习。当时我爱人正在北京医学院学习，孩子还在上幼儿园。我考虑到中医学博大精深，学派众多，要想登堂入室、尽取精华，必须打好基础、学好中医理论，这个学习机会来之不易，是我实现多年夙愿的大好时机，便毅然决定参加6年制的本科班学习，而没有像其他人一样上3年制的"西学中"班。

北京中医学院是一所隶属于中华人民共和国卫生部的全国重点学校，设备齐全，师资力量雄厚，聘请了来自全国的名老中医，如秦伯未、任应秋、于道济、陈慎吾、董建华、王绵之等，还有一批学习过中医的西医骨干；开设了齐全的中医课程，还有与西医院校相同的西医基础课和内外科临床课；有一个藏书众多的图书馆，还有配备齐全的基础实验室。在这样优越的学习环境里，经过6年的勤奋努力，我不但系统学习了中医经典著作及各家学说，阅读了大量的中医文献，而且利用一切机会向各位老师请教，初步掌握了在校老师及卫生部中医研究院、北京中医医院临床指导老师的临床经验，并利用课余和节假日时间及时进行总结，又将所获知识验证于医疗实践，最后以全优的成绩毕业。

三、学习、实践是提高临床技能之本

大学毕业，只能说刚刚步入了中医学殿堂的大门，今后怎样做好救死扶伤、治病救人这一神圣的工作，怎样将学到的中医知识和西医知识相结合，还要在实践中不断摸索。接触到临床工作后，我深深体会到自身知识和经验的不足，正所谓"学医三年，无病不治；医病三年，无病可治"。要当一名好医师，只靠书本知识是远远不够的。我虽然之前曾学过数年西医，也做过几年临床医生，但在被分配到中国人民解放军总医院后，才深切感受到自身知识的匮乏和技术的不足。因为中国人民解放军总医院是一所以西医为主的综合性大型医院，设备齐全、先进，分科细，收治的疑难病、危重病患者多，对医疗技术要求高，而我的工作是负责全院各科疑难病和危重病患者的会诊，一般情况下，对于西医能治好的患者不会请中医会诊，请中医会诊的多数是西药疗效欠佳或疑难病、危重病患者，也就是会有一定难度，在困难面前我的做法有二。

（一）应用经典理论指导临床

中医理论博大精深，必须不断地深研探索，才能吸取其精华，用之指导临床，提高疗效。但是因日常工作比较繁忙，不可能抽出太多时间去研读经典，我的方法是学有重点，注重实用，现简述如下。

1. 紧抓《黄帝内经》重点内容

《黄帝内经》的学习重点主要是阴阳、气血和脾肾。阴阳是人体生理、病理表现的根本，也是诊断治疗的依据，如《素问·生气通天论》云："阴平阳秘，精神乃治；阴阳离决，精气乃绝。"在诊断上，"察色按脉"，应"先别阴阳"；在治疗上，应"谨察阴阳所在而调之，以平为期"。我根据《黄帝内经》中的阴阳之理，结合张景岳所说"凡欲保生重命者，尤当爱惜阳气，此即以生以化之元神，不可忽也"，以温阳益气之法抢救心阳欲脱的危重患者，收到很好的疗效。气血是人体赖以生存的两大基本物质，《黄帝内经》云："人之所有者，血与气耳。"气血不畅，逆乱失和，是万病之源，故"疏其气血，令其条达，而致和平"是治疗诸多慢性病的大法。我根据此理，用益气活血之法，治疗心脑血管病、慢性气管炎、糖尿病、结缔组织病等，都收到满意的效果。脾为后天之本，为气血生化之源、气机升降之枢。脾胃健，则五脏受荫，身强体健；脾胃伤，则百病丛生。脾胃之病多由虚损所致，故古今学者，多用补中益气、升阳益胃之法。我根据这一理论，采用补中益气、和胃淡渗之法，治疗慢性胃炎、胃溃疡、慢性腹泻、营养性贫血、免疫功能低下、肌营养不良等，都收到了较好的效果。肾为先天之本，主宰人的生、长、衰、老。我根据"肾主骨"的理论，用补肾壮骨法治疗骨质疏松症，用补肾通络法治疗骨折；根据肾主骨生髓、脑为髓海之理，用滋肾安神法治疗围绝经期综合征；根据肾主骨生髓、造血的理论，用补肾健脾养血之法治疗再生障碍性贫血；根据肾主天癸之理及冲任二脉的作用，运用补肾、调冲任之法治疗月经不调和不孕症；根据肾司二便和主纳气之理，用补肾健脾法治疗慢性腹泻，用补肾平喘法治疗哮喘和老年咳喘病；根据"乙癸同源"和"壮水之主，以制阳光"之理，用滋阴潜阳之法治疗老年人耳鸣、腰膝酸软、高血压等。总之，根据对有关肾的理论的学习和研究，我认为补益肾精可以滋养阴血，充养五脏，安神益智，延年益寿；补养肾阳可温养心脾，鼓舞阳气，促进气化，固摄精气，强健筋骨，生气化血，消除阴寒。通过对《黄帝内经》重点内容的学习研究，我深刻地认识到，《黄帝内经》不但是中医理论的宝典，而且是指导临床的重要依据，必须深入学习，学用结合，才能得其精华，提高临床疗效。

2. 精研《伤寒论》

《伤寒论》是一部理论与临床诊治相结合的典籍，被历代医家称为"众法之宗，群方之祖"。作为一名中医师，必须掌握其辨证、立法遣药和随证论治的精髓，才能做到古为今用。我的学习方法是，将《伤寒论》中所载115方，分别列出主方、主证和加减变化的变方和变证，并附今人的研究和临床运用，以求探索到张仲景临床辨证立法遣药之妙。我还对《伤寒论》中应用最广的小柴胡汤和桂枝汤进行了深入研究，并对古今学者所做有关两方的组方、辨证和用药加减变化等的论述都进行了深入分析，并总结了个人应用的体会。

3. 学古不泥，重在创新

继承是基础，创新是发展，没有继承犹如水之无源、木之无根；但是只继承不创新，就不能前进。纵观历代医学大家，无一不是在继承中发扬创新，如刘完素在《素问》病机十九条中火热为病认识的基础上，创立了治火热病的寒凉泻火法，成为"寒凉派"创始人；李东垣依据"人以水谷为本""有胃气则生，无胃气则死"的理论，创立了以升举中气为主的治疗方法，成为"补土派"创始人；朱丹溪在《素问》"相火病"的基础上，提出"阳常有余，阴常不足"的理论，成为"养阴派"的创始人。在科学不断创新发展的今天，若抱残守缺，不走科研创新之路，必将被时代所抛弃。

（二）要有的放矢地学习

如我参加学术会议的时候，不但认真地听报告，对重点知识、理论做笔记，还利用会议休息时间向专家学者请教一些疑难问题。中国人民解放军总医院住院的患者多、疑难病多，经常请全国知名专家会诊，我接触过的专家有蒲辅周、王文鼎、赵锡武、岳美中、赵炳南、朱颜、邹云翔、关幼波、段凤舞等，我除倾听他们的医论外，还对他们的辨证立法和设方遣药都认真地做记录，然后进行分析，在临床中进行验证、总结，并将之上升到理论层面。在繁忙的诊疗工作间隙，我亲赴河北省三河县、安徽省省医院学习治肿瘤的经验，赴天津南开医院学习治疗急腹症的经验。为了适应中国人民解放军总医院以西医为主的环境，做到中西医有机结合，我也积极参加一些西医学习班，如心电图学习班，旁听西医病案讨论会，学习常用辅助检查的诊断标准。通过不懈的努力，我很快掌握了工作的主动权，得到了患者和西医医生的信任，也得到了各级领导的好评。

四、探讨中西医结合之路

中医学是一个伟大的宝库，是我国劳动人民几千年来同疾病做斗争的经验总结，来源于实践，并在实践中不断被补充、修正和完善，逐渐形成了一个完整的医学体系，不但对中华民族的繁荣昌盛做出了巨大贡献，而且在科技高度发展的今天，仍然被证明具有伟大价值。特别是近30年来，各级卫生部门更加重视对中医的发掘研究和提高，许多西医治疗无效的疑难重症，应用中医治疗取得了较好效果，尤其在化学合成药物副作用多的背景下，国内外都曾经掀起研究中医药的热潮。因此，我们应该加倍努力，继承发掘、研究中医理论，提高中医治疗水平，为人类做出更大的贡献。毛泽东同志提出了"继承发扬、整理提高"的中医发展方针，采取在中央和各省市成立中医研究院所和中医医院，在各大医院设立中医科和中医病房，举办西医学习中医班，成立中医院校等措施，鼓励应用现代先进的技术从各方面去研究中医的理论和方药。这些方针、政策和措施，使中医事业取得了空前发展，被世界所瞩目。

1970年，根据党中央的指示，中央卫生部组织专家在北京组成中西医结合冠心病攻关协作组，以中国医学科学院阜外医院、卫生部中医研究院西苑医院和中国人民解放军总医院为牵头单位，吸收在京的10所大医院、中国医学科学院的药物研究所和基础理论研究所及同仁堂制药厂等单位组成，专家队伍包括西医专家吴英恺、黄宛、方圻、陈在嘉等，中医专家郭士魁、赵冠英等，中西医结合专家陈可冀。中医专家制定、核心组论证确定中药组方，西医专家制定临床观察内容，同仁堂负责制药，中国医学科学院药物研究所和基础理论研究所负责药理药效的研究，每个月召开一次总结会，交流临床验证和药理药效研究的情况，并布置下一阶段的工作。由于中西医临床、基础研究的紧密配合，此协作组虽然仅存在了4个月，但收获很大，创立了辨病辨证施治之路，对全国的中西医结合工作起到很大的推动作用，协作组研制的"冠心Ⅱ号"中药和派生出的"冠心小Ⅱ号"，以及川芎嗪、丹参注射液等，被长期应用于临床。中国人民解放军总医院此时也组成以黄宛、黄大显、赵冠英为正副组长的协作组，研究出治疗冠心病的冠心丸、三七冠心片、舒心散及抢救心源性休克的参附注射液。回顾这一短暂的工作历程，我感到受益匪浅，特别是学到了开展中西医结合的具体方法，拓宽了自己采用中西医结合方法、辨病与辨证结合方法治疗疾病的思路。

随着国家、军队的建设和发展，我从事临床和科研工作的经历不断丰富，诊治的病种不断增加，临床经验日积月累，学术思想逐渐升华，学术影响不断扩大，承担重要领导人保健任务也越来越重，党和国家给予我的荣誉也越来越多。回顾我从少年参军到耄耋晚年，一直得到党和军队的培养和关怀，这是我成为能对国家、对军队、对人民有所贡献的有用之材的根本原因，也是我一生热爱党、热爱国家、热爱人民、热爱中医事业的根本原因。

目录

第三部分
赵冠英教授临证经验精华

【第一部分】

赵冠英教授学术思想集锦

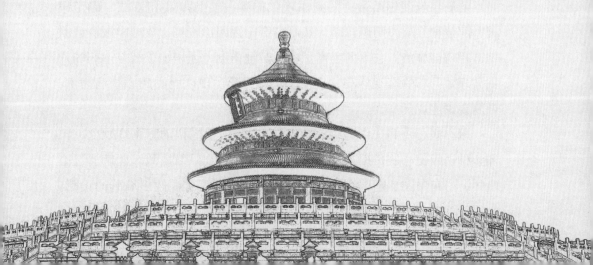

第一章　赵冠英教授的中西医结合思想

不论中医、西医，其使命只有一个，即疗伤医疾，解除患者的痛苦，提高人民的健康水平。赵冠英教授先学西医后学中医，认为若能融贯中西医，博采中西医之长，将之应用于临床，取得的治疗效果是非常理想的。但是在科学技术飞速发展的今天，知识、技术日新月异，医疗分科越来越细，而中医和西医又各有其体系，都需要花费一定的时间去钻研、实践才能掌握，且每个人的精力是有限的，不可能精通中西两种医学，所以必须要有所侧重。赵冠英教授长期担任中国人民解放军总医院中医科主任和学科带头人，主要任务是很好地完成中医的医疗、保健、教学和科研工作，培养下级军医，提高其业务水平。在担任解放军中医药学会会长和被中央卫生部、国家人事部、国家中医药管理局确定为全国首批老中医药专家学术经验继承工作指导老师之后，赵冠英教授在中医理论和临床经验方面对自己有了更高的要求，即不但要精通而且要创新，做到"古为今用，洋为中用"和推陈出新，"衷中参西"。其70余年的医疗实践证明，这条"衷中参西"之路是正确的、成功的。

一、辨病与辨证相结合

辨病与辨证相结合，即利用现代的各种检测仪器和方法，确定病因、部位和性质，明确诊断，然后结合中医四诊所见，依据中医辨证原则进行辨证施治。它不但丰富了中医辨证依据，还增加了组方遣药的依据和疗效判断的客观标准，也便于总结经验。现以冠心病心绞痛为例，做简要论述。

冠心病心绞痛（中医称胸痹心痛），是由于冠状动脉粥样硬化，再加多种诱因使心脏负担加重，引起心肌急性缺血缺氧所致。此病通过心电图、心向量图、超声心动图、冠状动脉造影等可以做出准确的诊断。

中医认为，冠心病心绞痛的病机是心、肾、肝、脾诸脏虚损，引起心气、心阳、心血、心阴不足，再加痰浊、血瘀、气滞和寒冷、情志等因素，致心脉阻滞。根据冠心病心绞痛的病因病机和临床症状，一般可将其分为3型：阴虚阳亢，气滞血瘀型；气阴两虚，气滞血瘀型；心脾阳虚，气滞血瘀型。常用治法有6种，即温阳益气法、活血通脉法、软坚散结法、芳香温通法、滋补肝肾法及健脾宣通法。在运用六法时，应结合环境、气候和个体差异去灵活变通，既可单法应用，也可几法合用，应不失辨证施治的原则。在选方遣药时，不但要熟练掌握药物的共性，还要了解每味药的特殊作用，既应了解每味药的性、味和攻、补、消、散等一般的作用，又应进一步掌握每味药的药理、化学成分等和近年来的相关研究、临床应用情况。如活血化瘀类药，有养血活血、破瘀活血、凉血活血、温经活血、理气活血和活血止痛之别，而现代研究表明，养血活血药抑制血小板聚集的作用最强，破瘀活血药增加外围血循环的作用最强，活血止痛药的镇静止痛作用最强。

只有掌握了冠心病心绞痛的病因病机，准确地进行辨病辨证，然后做出明确的诊断，依据诊断确定中医治则，再根据中药的药效和药理去组方遣药，才能收到满意的疗效。如果中西医对疾病的诊断一致，但对病因认识不同，或按西医的病证治疗效果不好时，则按照中医辨证论治的原则进行治疗。

二、结合病机进行分期论治

根据疾病发生发展和病后恢复的机制，结合中医的四诊，进行分期辨证施治，这样既可抓住疾病发生发展不同阶段的本质，又可使辨病与辨证紧密结合，提高治疗效果，现以急性心肌梗死的治疗为例予以说明。

（一）急性期（1周左右）

此期由于冠状动脉某支的梗死，出现相应部位的心肌纤维凝固性坏死，易发生左心衰竭、心源性休克、心绞痛和恶心等，常伴有面色苍白、皮肤湿冷、血压下降或不稳、脉沉细等症状，与中医学的心阳虚损、血脉瘀阻证相符，治疗主用温阳益气法，佐以活血通脉、和胃法。

（二）稳定期（2~3周）

此期坏死的心肌纤维发生肌浆溶解，肉芽组织增多，逐渐出现胶原纤维。此期临床多见神倦易汗、偶发心绞痛、血压偏低、四肢不温、口淡乏味、脉细弱，与中医学的阴阳两虚、气血不足证相符，治疗主用调补阴阳、益气活血法。

（三）恢复期（4~6周）

此期梗死区的胶原纤维逐渐形成和增多致密，并向瘢痕化发展，与中医学的气虚血瘀、脉络不畅证相符，治疗主用活血通脉、益气养心法，以促进侧支循环的建立及心功能的恢复。

按以上救治原则，赵冠英教授治疗急性心肌梗死124例，使病死率由过去的20%下降为6%。

三、改革中药剂型

中医学的传统制剂即丸、散、膏、丹和煎剂，虽然历史悠久，为疗伤医病发挥了巨大的作用，现在仍在使用，但从目前医疗的要求看，仍存在许多不足之处，如用量大、作用缓慢、只有口服一个给药途径，对于不能口服和需立即发挥药效的患者则不适宜。为此，我们采用现代的制剂技术，根据不同的药性和成分，采用不同的提取技术，精制出丸剂和片剂，还制成了可供肌肉和静脉注射的制剂，现以参附注射液为例进行说明。

根据人参、附子、丹参等中药的药效和有效成分，采用现代最先进的制剂技术，精制成供静脉注射的参附液。参附液经过药理实验、药物化学实验和动物实验后，被用于抢救心源性、创伤性、手术和其他疾病所致休克及低血压状态患者124例，慢性危重、全身衰竭患者5例，有效率达87.7%，初步证明，此药不但无任何副作用，还具有以下优点。

（1）升压的作用稳定持久，当血压升到正常水平后不再升压。可与葡萄糖或盐水注射液混合静脉滴注，也可直接静脉推注。所应用的患者中，无一例出现不良反应。

（2）参附注射液可与很多升压西药配合使用，临床实践证明，此药不但能增强西药的升压作用，而且能防止升压西药的副作用（如患者对多巴胺、间羟胺等产生的依赖性）。

（3）参附注射液除有升压作用外，还有改善末梢血循环、增强心脏功能、调节心率和镇静止痛作用，并有改善全身功能状态的作用。

四、中西医配合应用

中医和西医各有长短，如何做到取其长而补其不足，或增强治疗作用、减少毒副作用，赵冠英教授做了如下尝试。

（1）中西医配合应用。以肿瘤的治疗为例。目前西医对肿瘤的治疗主要有3种方法：一是手术治疗；二是放射治疗；三是化学药物治疗。3种治疗方法都会给患者带来一定的伤害和毒副作用。手术治疗会导致脏腑气血损伤、免疫功能降低，若加用补气养血、扶正祛邪的中药，即可加速患者身体的康复，增强其免疫功能，预防肿瘤的复发。放射治疗和化学药物治疗都对人体的造血系统和消化功能有一定的损害，甚至还会影响患者坚持治疗的信念，此时若分别加用健脾和胃、降逆助化和益气养血、补肾益髓的中药，则可以减轻或防止放射治疗和化学药物治疗的毒副作用。在停用放射治疗和化学药物治疗后，先以健脾益肾、补气养血扶正法为主，使患者尽快恢复健康，然后再以扶正攻邪兼用的方法预防肿瘤的复发。多年大量的临床实践证明，这种中西医结合应用的方法，确比单一的治疗方法疗效好。

（2）中西药混合组方。根据中西药的药理和作用，进行配伍应用，也是值得尝试的一种途径。如赵冠英教授研究团队以三七、赤芍、延胡索等制作的舒心散，治疗冠心病有较好效果，但后来由于延胡索药材短缺影响了舒心散制作和应用，于是以乳酸心可定代替延胡索制成舒心散。用后一种舒心散治疗冠心病心绞痛242例，有效率为84.49%，心电图改善率为50%。

第二章 赵冠英教授论临证八原则

不延误诊断、提高治疗效果，是一个临床医生的职责。赵冠英教授认为，要履行好这一职责，除了对工作认真负责、虚心好学、严守规章制度和操作规程外，还应注意如下几个方面。

一、应用现代技术手段，确定诊断

许多疾病病因复杂，病情多变，特别是在疾病的早期和症状不典型时，不但中医的四诊难辨，就是使用现代的诊断技术，有时也难以确诊，必须要经过多种检查、多科会诊等，才能做出最后的诊断，如对于早期肿瘤、贫血、高热、高血压等，千万不要固守中医的四诊所见，不要只辨证、不辨病，而延误诊断，影响治疗。

二、细辨标本缓急，辨证施治

病之本，一般指病因、脏腑功能和人之体质；病之标，一般是病之本的反映，如症状和脉象、舌苔的变化等。

在一般情况下，应以治病之本为主，以治病之标为辅，因为病愈症自解。但在特殊情况下，如病之标危及人的生命时，必须急治其标，如在治疗心源性休克、流行性感冒或肺炎所致高热等时，必先抢救休克，降过高的体温，否则可能会引起急剧变化，危及生命，此即中医所讲"急则治标，缓则治本"的治疗法则。

三、辨寒热虚实，治病救人

疾病的性质，有寒、热、虚、实之别。一般中医的治则是：寒者热之，热者寒之，虚者补之，实者泻之。患者有老、幼、男、女之别，身体状态和脏腑功能也有强弱的不同，有的患者还有先天缺陷，应按具体情况选择合适的治法。如对于身强体健的患者，应采取正治法，即该攻邪就攻邪，该泻实即泻实；对于女性患者，要考虑月经、胎孕和哺乳等情况，在遣方用药时，要选既能治病又不影响她们生理功能的方药；对于年老体弱的患者，一般都采用攻补兼施，或先补后攻之法。

四、知病机转变，防患于未然

对于疾病，特别是危重病，既要积极治疗现病，又要积极防止疾病发展和并发症的发生。如急性心肌梗死可以引发心力衰竭、休克和严重的心律失常，故应在运用益气活血、化瘀通脉法治疗心肌梗死的同时，视病情趋势，适当加入温阳强心和养心安神的药物。这样不但可加速梗阻的冠状动脉再通，而且可预防心源性休克和心律失常的发生。又如治疗高热感冒的患者，在用辛凉解表药的同时，可适当加入清热解毒的药物，这样既可加速体温的下降，又可预防气管和肺部的感染。此即中医"知病机转变，防治于未然"治则的具体运用。

五、辨证、治法相宜，守方不变

在确信诊断确切、立法对证、方药得当时，就要守法不变，坚持治疗，如果因某些症状需要对药物做出调整时，也是只对个别药物或药物的用量进行调整，千万不要治无主见、朝令夕改，而致疗效受影响。此即中医所谓"效不更方"之原则的具体运用。要做到这一点，就必须要有渊博的知识、丰富的临床经验、客观的检测和审慎的辨证为基础，否则就可能导致误诊和错治。

六、加强中西医结合，扬长避短

中医和西医是自成体系的两种医学，两者若能紧密结合，不但能提高疗效，还能减轻某些药物的毒副作用。如在肿瘤的治疗中，当患者进行放射治疗和化学药物治疗时，以中医健脾和胃、益气养血法辅助治疗，不但可提高放射治疗和化学药物治疗的效果，更可防治其导致的毒副作用。又如治疗多器官衰竭合并感染的患者，在应用抗生素的同时，加用益气养血、扶正固本的中药，不但能增强抗生素的治疗作用，还能增强脏器的功能，减轻某些抗生素产生的副作用。

以上就是中西医有机结合的示例。若中西医各自为政，西医用放射治疗和化学药物治疗、中医用解毒抗癌的中药治疗，西医用抗生素治疗、中医用清热解毒的中药治疗，结果往往病未治好，患者的身体已经虚衰至极。如何做好中西医结合，做到扬长避短，确实是值得卫生界的各级领导及中西医生研究的一个问题。

七、参古知今，精选方药

药是治病的武器，遣方用药是否对证，直接影响疗效。随着科学技术的不断发展，诊断技术不断提高，对疾病的诊断更加准确，对中医古方和中药的研究也取得了一定的成果，故应将传统的单纯辨证改为辨病和辨证相结合，应用古方和选用中药时也应古今相参。

赵冠英教授在临床组方遣药时，多参考古方，结合自己的经验和有关中药的新知识，组创新方。如创新方保元口服液用于治疗肿瘤放射治疗、化学药物治疗的副作用；创保元抗癌口服液治疗消化系统的肿瘤；创保元降糖冲剂治疗 2 型糖尿病；创保元丹治疗免疫功能低下的虚衰证；创舒心散治疗冠心病；创参附注射液用于心源性休克的抢救等。这些新方都比古方针对性强，疗效好。当然要创制出疗效好的方药，就要做到以下四点：一是要有明确的组方目的；二是要掌握组方的原则；三是要熟知每味中药的性味、功能和主治，了解近年有关每味中药药理、药效和功能主治研究的新知识；四是要有应用这些中药的临床经验。只有四者俱备，才能精选出最好的方药。

八、精简用药，使药尽其效

许多患者，特别是慢性病患者和老年患者，多是中西药混用，西药少则四五种，多则十余种，中药方剂也趋于药味多、用量大。医者的目的是尽快治愈患者所有的病证，殊不知，药物之所以能治病，是因为它的特殊功能。这种特殊功能并非人体生理功能所需，中医称之为偏性，即不是偏温就是偏凉，不是偏寒就是偏热。治病就是以药之偏来纠正人体阴阳、气血之偏。也就是说，药有治病的一面，也有伤人的一面，如苦寒的中药，有清热解毒的一面，也有损伤胃肠的一面；温热药，有升阳益气和温经散寒的一面，也有壮火伤阴和动血的一面。如附子、乌头等，适量使用可以温经祛寒和强心，过量使用反会引起心脏传导阻滞；朱砂，适量使用有安神镇静作用，大量使用或久用则会引起肝肾功能损害。

另外，中药和西药配用得法可以提高疗效，否则会影响疗效，甚至产生毒副作用。如万年青、北五加皮、杠柳等和洋地黄类西药同用，可增强洋地黄类西药的毒副作用；又如甘草和降血糖西药同用，可减弱西药的降血糖作用；仙鹤草和抗凝西药同用，可降低西药的抗凝效果。

总之，能单独应用西药治愈的病，就不要再加用中药；能单独应用中药治愈的病，就不要再加用西药。中药组方也要注意配伍和用量，不要因症滥投药，治无重点。

附：验案 6 则

以上 8 个提高临床疗效的经验是赵冠英教授临床数十年的经验总结，下面列举的 6 个疑难病例，之所以能够取得较好疗效，正是因为运用了上述经验。

验案 1. 真心痛（急性心肌梗死）

患者，男，72 岁。1990 年 11 月 11 日初诊。

病史：患高血压 34 年，糖尿病（2 型）18 年，冠心病不稳定型心绞痛 10 年。1990 年 11 月 2 日因劳累自觉心前区疼痛加重，发作频繁，无放射，持续数分钟，自服硝酸甘油可缓解。次日下午欲到医院就诊，于下楼梯时突发心前区闷痛，伴心慌气短、头晕出汗，服硝酸甘油后症状不能缓解，遂急诊入院。西医诊断为急性心肌梗死，给予吸氧、扩张冠状动脉、止痛等治疗 1 周，罔效，于 1990 年 11 月 11 日邀赵冠英教授会诊。

现症：频发心绞痛，胸闷憋气，心悸气短，神疲懒言，汗出目眩，喘闷，夜不能寐，舌质暗红，边有瘀斑，苔薄白，脉细涩。

辨证：心阳虚损，心脉瘀阻。

治法：温阳益气，活血通脉。

处方：参附汤合生脉饮加减。

人　参 6 g	黄　芪 20 g	麦　冬 15 g	五味子 6 g
丹　参 15 g	川　芎 15 g	石菖蒲 15 g	茯　苓 15 g
延胡索 9 g	当　归 10 g	红　花 10 g	熟附片 8 g（先煎）
郁　金 10 g	细　辛 4 g	三七粉 2 g（冲服）	

6 剂，每日 1 剂，水煎服。

二诊：上方进 6 剂后，患者心绞痛发作明显减少，守原法之意随症加减用药治疗 1 个月，心绞痛消失，精神、体力恢复，纳佳，眠好。心电图表现得到显著改善，除陈旧性病理性 Q 波外，其他基本正常。于 12 月 15 日出院。

此后患者坚持服中药，随访 2 年，心绞痛无复发。

赵冠英教授体会：急性心肌梗死属于中医学"真心痛""厥心痛"等的范畴，发病急促，变化多端，常因失治、误治而导致猝死。如《灵枢·厥病》记载："真心痛，手足青至节，心痛甚，旦发夕死，夕发旦死。"

本病死亡率高，预后差。赵冠英教授根据多年临床经验，按照心肌梗死的发病特点，总结出分期论治法。心肌梗死从发病开始分急性期（1 周左右）、稳定期（2～3 周）、恢复期（4～6 周）。根据各期病变特点，结合患者脉证进行辨证施治：急性期以心阳虚损、血脉瘀阻为主，治宜温补心阳、活血化瘀之法；稳定期以阴阳两虚、气滞血瘀为主，治宜调补阴阳、益气活血之法；恢复期以心气不足、脉络失畅为主，治宜益气活血、和胃通腑之法。依分期论治法诊治 224 例心肌梗死患者，其复发率、病死率与对照组（西药组）的比较有显著差异（$P < 0.05$）。

心痛一病分虚、实两方面，实证由寒凝、痰阻、气滞、血瘀痹阻胸阳，心脉阻滞所致；虚证由心、脾、肝、肾虚损，心脉失养所致。病之初期往往由于阴寒之邪乘虚侵袭，寒凝气滞，或湿痰内蕴，痰阻脉络，气滞血瘀，胸阳失展而出现心痛；若久病不已，必因心阴亏虚、心气不足、心阳不振，或肝肾虚衰，心脾不调，气虚无以行血，阴虚而脉络不利，气血运行失畅，出现心痛。心痛在形成和发展过程中，大多先实而后虚，亦有先虚而后实者；但临床表现多虚实夹杂，治疗应遵循《证治汇补·心痛》所载"初病宜温宜散，久病宜补宜和"之法。

本案中急性心肌梗死处于稳定期。此时急性期虽过，但病情尚不稳定，患者极度虚弱，气血不足，阴阳失调，心脉瘀阻，故宜益气养血，调补阴阳，活血通脉。整个治疗过程中用黄芪、人参补心气不足，当归、丹参养心血之虚，熟附片、细辛、石菖蒲温通心阳，麦冬、五味子滋阴养心，川芎、红花、郁金、延胡索、三七活血化瘀、理气止痛。诸药配伍，宣通而不伤正，补益而不敛邪，使气血通畅、阴阳协调，故心痛自止。

坚持久服中药是治愈本病之关键。心痛之证消失后，患者仍气不足，脉络不畅，阴阳失调，脏腑功能紊乱，并不能于短期内恢复正常，一旦遇到寒温失常、饮食不节、情志不畅等诱因，便可再发生心肌梗死。故本病恢复期后1～2年需坚持服用中药治疗，这对疾病的康复和预后至关重要。可根据气血、阴阳、脏腑虚损的不同进行辨治，治以益气活血、滋补肝肾、补养心脾等法。临床观察发现，坚持久服中药者，复发减少；服药时间愈长，预后愈佳。

验案2. 便血（缺血性结肠炎）

患者，男，73岁。1993年2月8日初诊。

病史： 患高血压20年，糖尿病（2型）13年，陈旧性下壁心肌梗死11年。1992年8月29日晨5时许突发脐周绞痛，半小时后便鲜血，便血量约200 ml。6时许和7时又发作脐周疼痛各1次，随即便鲜血约100 ml，便血后痛减，不伴恶心、呕吐，无呕血，体温正常，血压135/83 mmHg，血红蛋白64 g/L。纤维结肠镜示：乙状结肠及降结肠黏膜呈星芒状血管扩张。活检病理报告示：横结肠中段黏膜有陈旧性出血点及新出血点，伴糜烂、水肿及腺性增生，固有膜及黏膜下小血管内可见纤维素样血栓。西医诊断为缺血性结肠炎、乙状结肠及降结肠毛细血管扩张症。经过禁食、输血、止血和改善循环等治疗4个月余，病情无好转。发病以来，大便隐血持续，每隔20天左右腹痛便血发作1次，血红蛋白持续下降，心绞痛频作，病势危重，特邀请会诊。

现症： 头晕心悸，气短乏力，每周心绞痛发作3～4次，腹痛微胀，大便时夹血，食欲欠佳，口干舌燥，精神萎靡，形体消瘦，面色萎黄，唇暗甲青，舌质淡暗，舌苔薄白，脉细数。

辨证： 脾虚血瘀。

治法： 益气健脾，活血通脉。

处方： 归脾汤合桃红四物汤加减。

黄　芪20g	当　归10g	党　参10g	茯　苓10g
白　芍10g	桃　仁10g	红　花10g	川　芎10g
乌　药10g	丹　参15g	莪　术15g	酒大黄3g
炙甘草6g			

10剂，每日1剂，水煎服。

二诊： 1993年2月18日复诊。在服药期间，又发生过1次便血，但血量减少，腹痛减轻，精神、食欲改善，但脉仍沉细，舌质淡暗。赵冠英教授认为，此系瘀血未净，脉络未畅之故。原方重用活血化瘀之品，将川芎、莪术的用量均加至20g，并加延胡索12g。

守方又服用40余剂，腹痛便血愈，血红蛋白上升到120g/L，大便隐血（＋）。效不更方，守方又调治4周，大便正常，隐血阴性，体重增加5kg，血红蛋白增至150g/L，精神、食欲佳，于3月30日病愈出院。随访3年，病无复发。

赵冠英教授体会： 便血的原因很多，若不辨其因，即用止血之法，必犯"虚虚实实"之戒，不但不能愈病，反会引起变端，加重病情。本病先腹痛而后便血，此系肠脉瘀阻，血行受阻而溢出脉外所致。脾为气血之源，统摄血之脏，再加久病大伤气血，故脾虚统血无力是病之本，故采用补气健脾、养血化瘀之法，以黄芪、党参、茯苓、乌药、甘草等补气健脾，增强生气化血和摄血之力；用当归、白芍、桃仁、丹参、川芎、莪术等养血化瘀，用小量的酒大黄，取其健脾导滞、活血化瘀之功，非用其泻下之力。由于药证相宜，使脾健气血复，瘀散肠脉畅，顽疾得愈，并使多年的胸痹心痛亦随之而愈。

当诊断明确，方药对病，就要坚定信心，守方不变。如本病治疗中又有 1 次便血，经分析，不是药不对病，而是活血化瘀药力不足之故，故而又加大活血化瘀药的用量。患者坚持服药 50 余剂，终使危难之疾痊愈。

验案 3. 心悸（心律不齐）

患者，男，73 岁。1985 年 4 月 10 日初诊。

病史： 患者自 1958 年始被确诊患有冠心病，偶发心绞痛和心律不齐。因胸闷、心慌、头晕加重 4 天，来院就诊。心电图示：室性期前收缩，呈二联律、三联律。住院后查体：血压 130/80 mmHg，心率 72 次/分，偶发期前收缩，余未见阳性体征。超声心动图示：主动脉增宽，左室后壁搏幅降低，二尖瓣前叶活动曲线异常，室间隔活动有僵硬感。动态心电图示：连续监测 23 小时 52 分钟，全部心脏搏动次数 91797 次，室性期前收缩 2972 次，心率 47～115 次/分，平均心率 71 次/分。血液生化检查结果：钾 44.7 mmol/L，钠 141 mmol/L，氯 106 mmol/L，钙 2.6 mmol/L，胆固醇 214 mg/dl，甘油三酯 120 mg/dl。先后给予美西律（慢心律），利多卡因，奎尼丁，苯妥英钠（大伦丁），普鲁卡因胺，平脉合剂，乙胺碘呋酮，安他唑啉，美西律（慢心律）、苯妥英钠（大伦丁）、Herbessen 三药并用等治疗，同时还加用了复方丹参注射液和中药煎剂，前后治疗 10 周，不但无效，反而使室性心律不齐增加，患者亦感食欲减退，体虚乏力，心悸加重，睡眠欠安。动态心电图示：连续监测 23 小时 53 分钟，全部心脏搏动次数 86401 次，室性期前收缩 7714 次，心率 48～86 次/分，平均心率 60 次/分。经中西医共同会诊，最后确定，停用一切治疗心律不齐的西药，改为单纯中药治疗。

现症：阵发性心悸，神疲乏力，面色㿠白，舌质红暗，脉弦细结代。

辨证：气虚血瘀，心神不宁。

治法：益气活血，养心安神。

处方：生脉饮加减。

太子参15 g	麦 冬15 g	五味子9 g	石菖蒲15 g
黄 芪15 g	鹿衔草15 g	赤 芍15 g	白 芍15 g
延胡索9 g	人参叶9 g	常 山5 g	苦 参15 g
炙甘草6 g			

每日1剂，水煎，分2次服。

药进2剂后，患者自感心悸减轻。药进4剂后，患者无心悸感，听诊2分钟，只听到2次期前收缩。其后多次心电图检查均示心律匀齐。于第4周末进行动态心电图监测，连续监测23小时53分钟，全部心脏搏动次数92862次，室性期前收缩96次，心率波动在49~120次/分，平均心率73次。此后又巩固治疗1周后出院。

出院后定期随诊2年，心律一直正常。

赵冠英教授体会：本病例，先用西药，后中西药并用，结果不但无效，反而使病情加重；其后改为单服中药，结果1周内取效，4周治愈。究其原因有三。

（1）中西医是两种不同的医疗体系，各有其完整的理论系统、诊疗方法和药物，对人体的生理、病理、病因和病机等也各有其系统的认识。如西医诊断注重病因，而中医则注重临床表现；西医治疗注重病因和局部，中医则注重辨证和整体；西药作用专一，中药作用复杂。因此，中西医若不能有机结合，扬长避短，不但不能发挥各自的优势，反会起到相互克制的作用。本病例就是一个很好的例证。

（2）西药能治病，中药也能治病，若两者单独使用便能治愈疾病，就不要合用；在必须合用时，要进行认真的研究分析，明确中西药治疗目的，如可中西药同治一个病或病证，也可西药治病因、中药治病证，或西药治病因和脏腑、中药治整体或单纯扶正。只有这样，才能发挥中西药的协同作用。本病例治疗初期未做到这一点。

（3）应用中药，要遵循中医理、法、方、药的原则，即辨证施治。本病例患者体弱久病，气血不足，心脉瘀阻，心失血养，而致心气不匀，出现心悸怔忡。治用益气通脉、补血养心之法，以达到安神、调心气的目的，用人参叶、太子参、黄芪、麦冬、五味子来补气养心，用白芍、赤芍来补血通脉，用石菖蒲、炙甘草、常山、苦参、延胡索、鹿衔草来安神、调整心气。由于辨证确切，用药对证，配伍精巧，故疗效显著。

验案 4. 顽固泄泻（克罗恩病）

患者，男，30 岁。1996 年 5 月 10 日初诊。

病史： 因腹痛、腹泻 2 年半，于 1996 年 5 月 10 日入院。患者于 1993 年 10 月初无明显诱因出现腹泻、水样便，每日大便 2 次，偶有轻微右下腹痛，约 1 周发作 1 次，未予诊治。此后逐渐加重。自 1993 年 12 月开始，每天腹泻 2~3 次，水样便，无脓血及黏液，伴腹痛，以右下腹痛为主，偶有脐中及上腹部疼痛，自服盐酸小檗碱、甲硝唑（灭滴灵）等药物，症状可缓解，但移时又发。1994 年 8 月 2 日美国波士顿 BethIsrael 医院肠镜检查示盲肠及回肠终端有多处溃疡，病理诊断为克罗恩病。给予美沙拉嗪治疗 3 周，无效。由于在美国治疗花费较多，再加美国医生告知目前对此病尚无特效疗法，患者便回国在重庆市接受中西医结合治疗，病情曾一度减轻，但常有反复，仍以腹痛、腹泻为主，每日大便 2~4 次，最多时每天大便 6~7 次，进食生冷、油腻食品则加重。经友人介绍，患者前来中国人民解放军总医院诊治，门诊以克罗恩病收入院。体格检查：一般情况可，贫血貌，心肺未见异常，腹平坦，未见肠型及蠕动波，全腹软，剑突下有轻压痛，无肌紧张及反跳痛，未触及包块，肝、脾肋下未触及，肝区无叩击痛，腹水征阴性，肠鸣活跃，8~12 次/分，其他未见异常。实验室检查：血红蛋白 94 g/L，尿、便常规均正常，肝、肾功能正常。肠镜确诊为：克罗恩病。

现症： 腹痛腹泻，水样便，伴腹中雷鸣，遇寒凉或进食生冷油腻则加重，纳谷不馨，小便自调，面色苍白，形体消瘦，自患病至今体重减轻 5 kg 左右，舌体胖有齿痕，舌质淡暗，苔白厚而腻，脉弦细。

辨证： 脾虚运化失司，久瘀则化热。

治法： 健脾理气，化瘀解毒。

处方： 四君子汤合白头翁汤加减。

党　参 15 g	炒白术 15 g	云　苓 15 g	炙甘草 6 g
黄　芪 15 g	丹　参 15 g	白　芍 15 g	延胡索 10 g
乌　药 15 g	红　花 10 g	薏苡仁 10 g	白头翁 15 g
黄　连 6 g	肉豆蔻 6 g	补骨脂 10 g	五味子 6 g

住院 20 天，服上方 20 剂，腹痛渐止，腹泻好转，诸症基本消失而出院。

患者出院后回美国工作，坚持服中药治疗。每 4 个月以通信方式进行随诊，原方略加变动。一直到 1997 年 11 月，患者来信告知，除偶有轻微腹痛、大便溏外，精神、食欲好，能很好地坚持工作。根据病情在原方加强活血化瘀、温中理气之药物，调整处方如下。

党　参 15 g	炒白术 15 g	云　苓 15 g	炙甘草 6 g
杭白芍 15 g	乌　药 15 g	薏苡仁 15 g	肉豆蔻 6 g
炮　姜 6 g	香　附 9 g	白头翁 15 g	黄　连 6 g
秦　艽 10 g	红　藤 15 g	刀豆子 12 g	鸡内金 10 g
莪　术 15 g	荔枝核 12 g	三七粉 2 g（分冲）	

隔日 1 剂，水煎，分服。

1998 年 11 月 7 日，患者从美国来信说，自 1997 年 11 月改服第 2 方后，症状一直未再出现，大便正常，食欲佳，体重增加 5 kg。1998 年 10 月 20 日又在波士顿 BethIsrael 医院复查肠镜，示盲肠及回肠终端都正常。病理诊断为：小肠绒毛略有减少，肠壁及肠系膜淋巴结正常，克罗恩病告愈。美国专科医生也感到惊奇，认为中医药的疗效真是神奇，并说有机会来中国一定拜见赵冠英教授。

赵冠英教授体会：克罗恩病，又称局限性肠炎、肉芽肿性肠炎、局限性回肠炎等，好发于青少年，是原因不明的慢性炎性肠病，目前西医尚无令人满意的治疗方法。

本病临床多以腹痛腹泻、腹部包块、发热、消瘦等为主症，属于中医学"腹痛""泄泻""肠结"等的范畴，但国内外报道的有关本病的系统治疗方法较少，作者于1988年曾系统报道过验案2例。

本病例，就是在以前治疗经验的基础上，结合患者现时的脉症进行辨证施治的。本病例中患者素体虚弱，又多年在国外工作，精神紧张，情志抑郁，饮食不规律，久之出现脾胃虚弱，运化失健，气机郁结，肠络瘀滞，瘀久化热，最后形成炎性肠病。

根据病因、病机和主症，采用温中健脾、理气活血和清热解毒之法治疗，常用药物有温中健脾的黄芪、党参、白术、茯苓、甘草、炮姜、肉豆蔻、补骨脂、薏苡仁等，理气活血的刀豆子、乌药、香附、白芍、丹参、娑罗子、三七、莪术、延胡索、荔枝核等，清热解毒的白头翁、黄连、秦艽、红藤等。

应处理好辨病与辨证的关系。辨病，就是用西医的诊查技术，把病因、病位诊断明确，使其成为中医施治的重要参考，但这不是辨证施治的唯一依据。治疗的主要依据仍然是中医对病因、病机的认识和辨证。治疗时要依据辨证立法、选方、遣药，并要注意药物的配伍，千万不能依病完全按西医药理、药效学去选择中药。本病例就是依照这一原则进行辨证施治的，这也是收到满意疗效的原因之一。

对于有慢性器质性损害的疑难重病，要树立信心，坚持治疗和已确定的用药原则，这也是治愈本病的关键之一。要做到这点，关键有二。一是医者确有治愈本病的技能和经验，并由此而有必胜顽疾的信心，可以短期的疗效、科学而坦诚的态度和负责的精神取信于患者。只有这样，才能避免患者乱投他医，影响治疗方案的落实。二是培养患者战胜顽疾的信心和毅力。

由于具备了以上 2 个条件，患者坚持治疗 2 年有余，最后终于战胜了国内外尚无特效疗法的克罗恩病。

验案 5. 中风发热（脑出血合并肺部感染）

患者，男，80 岁。1994 年 6 月 20 日初诊。

病史：患者因摔伤昏迷急诊入院，经核磁共振检查，被确诊为脑出血，左侧额颞部硬膜下血肿。经手术取出血肿 250 ml。此后患者仍处于深昏迷状态，并伴发热，体温 38.4～38.9 ℃，痰多、色黄白，双肺呼吸音粗，双肺可听到散在湿啰音。X 线胸片检查见肺纹理增粗，双肺多发小片阴影。血常规示白细胞 $14 \times 10^9/L$，中性粒细胞比例 82%。多次痰培养可见溶血性链球菌、铜绿假单胞菌及克雷伯菌生长，考虑肺部感染。先后足量应用头孢曲松钠（罗氏芬）、先锋霉素 V、哌拉西林、头孢呋辛钠（西力欣）、阿莫西林/克拉维酸钾（安美汀）、制霉菌素、氨曲南、头孢他啶、吉他霉素等多种抗生素治疗，前后历时 60 多天，体温始终波动在 37.8～38.8 ℃，白细胞也居高不下，X 线胸片检查示双肺阴影无改变，并出现肝功能异常。患者素有高血压、冠心病、心脏起搏器植入 8 年，脑膜瘤术后 1 年，且有帕金森病、肾功能不全。

经院内有关专家会诊，确定停用所有抗生素，改为单用中药治疗。

现症：患者仍处于深昏迷状态，体温 38.6 ℃，时汗出和心律不齐，痰多而黏，尿少色黄，舌质红暗，舌苔薄黄，脉弦细数。

辨证：气阴两虚，邪毒内蕴。

治法：益气养阴，清热解毒。

处方：

西洋参 6 g　　黄　芪 20 g　　麦　冬 15 g　　百　合 15 g

冬虫夏草 6 g　　柴　胡 12 g　　知　母 15 g　　黄　芩 15 g

板蓝根 15 g　　金银花 15 g

每日 1 剂，水煎，分 2 次鼻饲。

上方服 4 剂复诊时，体温降至 37.8 ℃。

二诊：原方继服 4 剂，体温降至 37.5 ℃，肺部湿啰音减少，脉弦细，舌质红暗，舌苔薄白欠津。认为药证相宜，初见疗效，应遵前法并加重滋阴清热之药力，调整处方如下。

西洋参6g　　黄　芪30g　　冬虫夏草6g　　柴　胡15g

黄　芩30g　　板蓝根20g　　金银花15g　　青　蒿15g

白　薇15g　　白茅根15g

上方进4剂后，体温降至36.5 ℃。血常规：白细胞降至 $7.1 \times 10^9/L$，中性粒细胞比例70%。肝功能恢复正常。之后又进4剂以巩固疗效。

赵冠英教授体会： 中医学认为，细菌、病毒致病可引起发热，气虚、阴虚也可致热，疫毒留恋可以使人长时间发热，少阳气郁或气阴两虚等也可致长时间发热。

本患者年老多病，2年内经历2次脑部手术，气血大伤，正气虚衰，故邪毒内犯而久羁留恋，出现久热不降、白细胞不降，只用抗生素类单纯抗菌，而不扶正培本、调养气血，则邪热不能解。

赵冠英教授依据中医对发热的认识，采用补气养阴、清热解毒之法，用西洋参、黄芪、冬虫夏草来补气扶正，用麦冬、知母、百合、青蒿、白薇滋阴清热，用黄芩、板蓝根、金银花、白茅根来清热解毒，用柴胡来和解少阳、疏肝降温。由于辨证准确，方药对证，配伍得法，故疗效显著。

历代治发热方中有4个名方：一是清气分热的白虎汤，二是治气虚发热的补中益气汤，三是治阴虚发热的青蒿鳖甲汤，四是治少阳郁热的小柴胡汤。本方即由这4方随证化裁而成，根据赵冠英教授数十年经验，临床所遇久治不退的发热患者，用本方随证加减，都能收到较好疗效。

药理、药效学研究证实，中药配伍得法，可使药效增强数十倍，亦可产生新的药效。另外，中药除有直接抑菌消炎作用外，还有调节脏腑功能、增强免疫力、解热镇静、改善微循环和类糖皮质激素样作用。本病能收显效，可能就是这些作用的综合效应。

验案 6. 头痛（脑垂体嫌色细胞瘤）

患者，女，52 岁。1967 年 8 月初诊。

病史： 患者自 1959 年 7 月始，间断性头痛，伴短暂视物昏花、头沉重。X 线头颅平片示蝶鞍底及背部边缘模糊。1961 年又进行 X 线头颅检查，发现蝶鞍较 1959 年又增大。头痛经常发作，视物昏花，毛发脱落。1967 年 8 月住院治疗，经院内外专家会诊，诊断为脑垂体嫌色细胞瘤，专家均建议采用手术或放射治疗。因患者不愿接受手术或放射治疗故转用中医治疗。

现症： 头痛头昏，视物昏花，心烦性急，失眠多梦，腰膝酸软，面色晦暗，毛发脱落，舌质红暗，舌苔薄白，脉弦滑尺弱。

辨证： 肝肾阴虚，痰瘀互结。

治法： 滋补肝肾，祛邪散结。

处方：

制首乌 15 g	女贞子 15 g	丹　参 15 g	莪　术 15 g
菊　花 15 g	僵　蚕 12 g	夏枯草 15 g	白花蛇舌草 30 g
山慈姑 10 g	半枝莲 15 g	牡蛎 30 g（先煎）	

每日 1 剂，水煎，分 2 次服。

服 6 剂后，诸症微减。遵慢病久治和效不更方之意，守方又连续服 20 剂，头痛、头昏显著减轻，视物清晰，夜寐安好，头发未再脱落，余症亦有改善，要求出院并进行门诊治疗。

二诊： 因患者患冠心病 10 年，出院后时发心绞痛，于是改用益气活血、解毒散结法，处方如下。

黄　芪 20 g	当　归 15 g	丹　参 15 g	人参粉 2 g（分冲）
赤　芍 15 g	菟丝子 12 g	女贞子 15 g	三七粉 2 g（分冲）
淫羊藿 10 g	夏枯草 15 g	半枝莲 15 g	白花蛇舌草 15 g
薏苡仁 30 g	僵　蚕 10 g	菊　花 15 g	牡　蛎 15 g（先煎）

每日 1 剂，水煎，分 2 次服。

坚持服药 1 年后临床症状消失，X 线头颅平片示蝶鞍略有缩小，坚持正常工作。以后间断服药，随诊 30 余年，现年已 80 有余，仍然健康。

赵冠英教授体会：通过本病的治疗，赵冠英教授有三点体会。

一是脑垂体嫌色细胞瘤属良性肿瘤，进展缓慢。手术和放射治疗虽然是一种有效的治疗方法，但前者有一定的危险性，后者则有一定的副作用，特别是对年老体弱的患者，故中医药治疗应作为首选的治疗方法。中医药对各种肿瘤都有一定的治疗作用，且无副作用，特别适用于年老体弱和中晚期的肿瘤患者。

二是慢病治本或标本兼治。本病缓慢进展，给患者带来诸多病痛，故采用标本兼治之法。因为不扶正固本，就不能增强患者的体质，不祛邪解毒和化瘀散结，就不能清除瘤体、消灭邪毒。故用人参、黄芪、女贞子、制首乌、菟丝子、淫羊藿来补气强身、益肾养肝，增强机体抗病之力；用当归、丹参、赤芍、莪术、三七、牡蛎来活血化瘀散结，消除瘤体；用白花蛇舌草、半枝莲、山慈姑、夏枯草、薏苡仁来消灭内侵的邪毒；用菊花、僵蚕来祛风活络，镇静止痛，治疗头痛。此法是扶正固本、祛邪散结、标本兼治之法。由于证法相宜，选药精确，配伍得法，故疗效显著。

三是对于慢性疾病，特别是器质性疾病，只要诊断明确、辨证准确、立法选药精当，就要坚定信心，守法坚持长时间的治疗；同时也要使患者树立战胜疾病的信心，相信医者，密切配合治疗，避免乱投医、乱用偏方验方。这也是本病能痊愈且数十年未复发的重要经验之一。

第三章　赵冠英教授论气血的临床应用

中医学认为，气血是构成人体的基本物质，又是人体功能活动的物质基础。《素问·调经论》说："人之所有者，血与气耳。"中医学的气血学说，源远流长，内容丰富，与阴阳五行、藏象经络、病因病机、四诊八纲、辨证论治、预防治疗等共同构成中医学独特的理论体系。它在中医学基础理论和临床实践中都具有十分重要的地位，故气血学说的基础理论和临床运用一直是中医学研究的重要课题。本篇就气血学说的理论及其临床运用进行论述。

第一节　气病证治

气是人体生命活动所依赖的各种物质及能量的总称，其强弱可体现于身体功能的强弱。气病的病理表现不外身体虚衰、抗病能力降低、脏腑功能失常等。概言之，气病主要分为以下几种。

一、气虚

气虚泛指身体虚弱、抗病能力降低而言，即《黄帝内经》所云"邪之所凑，其气必虚"，相当于西医学的免疫和物质代谢功能低下及脏器功能衰弱等状况。

气虚症状：体虚多病，疲倦乏力，少气懒言，声低息微，自汗恶风，易感外邪，脉沉迟。

补气药：人参、太子参、西洋参、党参、黄芪、白术、黄精、刺五加、红景天、绞股蓝。

补气代表方：保元汤。

（一）心气虚

心气虚泛指心主血脉功能衰弱，常见于心力衰竭、心动过缓、肺源性心脏病、房室传导阻滞等。

心气虚症状：心悸气短，动则尤甚，胸闷憋气，隐隐作痛，面色苍白，末梢青紫，下肢水肿，脉沉迟细或结代等。

补心气药：人参、西洋参、附子、白术、北五加、万年青、铃兰等。

补心气代表方：参附汤、生脉散等。

（二）肺气虚

肺气虚泛指肺主呼吸功能障碍，相当于肺气肿、慢性气管炎、支气管扩张等所致肺通气和换气功能下降、气道阻力增加等。

肺气虚症状：气短喘咳，呼吸短促，神疲乏力，痰液清稀，语言低微，畏风自汗，易感风寒，脉细滑。

补肺气药：人参、蛤蚧、白术、冬虫夏草、沙参、黄芪等。

补肺气代表方：人参蛤蚧散、补肺汤。

（三）脾气虚

脾气虚主要指脾胃运化水谷和化生气血等功能衰弱，相当于消化系统的消化、吸收和运动功能障碍。

脾气虚症状：面色萎黄，食少纳呆，腹胀便溏，肢倦乏力，少气懒言，肌肉消瘦，四肢水肿，月经量少或淋漓不止，脉缓滑。

补脾气药：党参、白术、茯苓、甘草、山药等。

补脾气代表方：四君子汤、参苓白术散等。

（四）肝气虚

肝气虚主要指肝主疏泄功能异常，多见于慢性肝病，表现为气血运行、神经体液调节及消化功能障碍。

肝气虚症状：胁肋胀痛，纳呆腹满，头晕目眩，懈怠乏力，忧郁烦躁，爪甲不荣，面色少华，脉弦。

补肝气药：柴胡、白芍、黄芪、灵芝、甘草、白术、佛手、茯苓等。

补肝气代表方：逍遥散、膈下逐瘀汤。

（五）肾气虚

肾气虚主要指肾精亏虚、肾阳虚衰，相当于西医的下丘脑－垂体－靶腺轴不同程度的功能障碍或衰退，多见于慢性肾炎、希恩综合征、肾上腺皮质功能减退、性功能减退。

肾气虚症状：腰膝酸软，夜尿频数，尿后余沥，听力减退，阳痿滑精，性冷淡，不孕，或胎动易滑等。

补肾气药：鹿茸、淫羊藿、枸杞子、肉苁蓉、紫河车、巴戟天、补骨脂等。

补肾气代表方：肾气丸、鹿胎膏、龟龄集、三鞭酒、寿胎丸等。

二、气陷

气陷证主要指由于禀赋不足、久病伤气等，气的升提固摄作用降低，导致脏腑之维系、气血之统摄受损的证候，主要见于西医的脏器下垂、胃肠功能紊乱等。

气陷证症状：久泻久痢，胃下垂，睑下垂，脱肛坠胀，四肢痿弱，崩漏带下，胎动不安等。

气陷证常用药：柴胡、升麻、桔梗、白术、黄芪、枳壳、补骨脂、肉豆蔻、芡实、金樱子等。

气陷证代表方：补中益气汤、升陷汤。

三、气脱

气脱证主要指久病重病、阳气过耗、真气亏极或急病误治，暴伤阳气，导致气随阳脱，神无所主的证候，多见于各种原因引起的虚脱。

气脱证症状：大汗淋漓，四肢厥冷，呼吸微弱，神昏不语，目闭手撒，口唇青紫，脉微欲绝。

气脱证用药：人参、附子、黄芪、麦冬、五味子、干姜、肉桂等。

气脱证代表方：参附汤、生脉注射液、参附注射液等。

四、气滞

气滞证主要指情志不舒，脏腑虚衰，外邪内侵，脏腑功能失调引起的气机郁滞、疏泄失职、运化失调所致的证候，可见于慢性肝胆疾病和胃肠疾病等。

气滞证症状：口淡乏味，食少纳呆，胸胁隐痛，脘腹满痛，嗳气呃逆，便溏等。

气滞证常用药：柴胡、枳壳、木香、砂仁、佛手、香附、川厚朴、苏梗、莱菔子、苏子、陈皮、桔梗等。

气滞证代表方：四逆散、香砂六君子汤等。

第二节　血病证治

一、血虚

（一）病因病机

血虚的病机，概言之有二：一是各种病因导致失血或耗血，如各种出血、外伤和久病及热性病所致血液耗伤；二是后天血液化生不足。后天化生血液的物质亏虚和化生血液的脏腑功能衰弱，则生血之源枯涸。不同病因可导致各种不同程度的血虚症状。

（二）主症

倦怠乏力，面色苍白，精神委顿，耳鸣眼花，心悸气短，记忆力减退，脉芤数，舌质淡。

（三）主方

当归补血汤、四物汤加减。

（四）主药

当归、熟地、阿胶、龙眼肉、大枣、白芍、枸杞子、鸡血藤、鹿角胶、龟板胶、黄芪、党参等。

（五）常用治法

1. 益气补血法

本法以"气能生血，阳生阴长"之义为依据，代表方为当归补血汤和八珍汤，当归补血汤方中黄芪用量5倍于当归。

2. 补脾生血法

本法以"生血之源，则又在脾胃……滋血尤须补脾胃"（《血证论》）为依据，代表方为归脾汤。常用补脾气药有黄芪、党参、白术、山药、茯苓、大枣，配合的补血药有阿胶、枸杞子、当归、白芍、熟地、黑桑椹、茜草根、龙眼肉等。

3. 填精生血法

精髓是化生血液的物质基础，骨髓又是化生血液之宅，肾主骨生髓，故常用补肾填精法生血。代表方为大菟丝子丸、龟鹿二仙胶等。常用药如鹿角胶、龟板胶、菟丝子、枸杞子、紫河车、补骨脂、肉苁蓉等。

4. 祛瘀生血法

本法以"旧血不去，则新血断然不生；瘀血之去，乃新血日生"（《血证论》）为依据。代表方为桃红四物汤。常用药物有丹参、白芍、红花、当归、鸡血藤、茜草根等。

（六）注意事项

（1）辨证施治。首辨内因和外因。外因中又要辨失血或耗伤，失血当止，耗血当滋阴养血。内因要依据心主血、肝藏血、脾化血、肾生血的生理进行辨别，生血功能低下的，主要侧重补脾肾。

（2）补血药多滋腻，对于脾胃虚弱或湿滞中焦者，应酌配健脾胃的中药，如党参、白术、陈皮、砂仁等。

（3）五脏血亏的治疗亦要辨证施治，如对于心脑的缺血证，主要采用益气通脉、养心安神法；对于肝血不足证，主要采用养血柔肝、滋阴养血法。

（4）近年有关补血中药药理作用的研究结果如下。①刺激造血系统，增加红细胞数量及血红蛋白含量，具有此药理作用的中药有鸡血藤、当归、补骨脂。②增加网织红细胞数量，具有此药理作用的中药有鸡血藤。③增加白细胞数量，具有此药理作用的中药有鸡血藤、丹参、穿山甲、麝香、茜草根、五灵脂。④增加血小板数量，具有此药理作用的中药有当归、白芍、生地、三七、藕节、阿胶、仙鹤草。

二、血瘀

（一）病因病机

脏腑虚亏，外邪内犯，伤损经脉，致脉络不畅，血液离经，引起血瘀脉阻。

（二）主症

疼痛不移，肿硬结块，口唇紫暗，舌有瘀斑，闭经、痛经，肌衄，肢体麻木，半身不遂，肌肤甲错，烦闷，健忘等。

（三）主方

补阳还五汤、通窍活血汤、复方丹参片等。

（四）主药

当归、川芎、红花、丹参、赤芍、水蛭、虻虫、莪术、血竭、益母草等。

（五）常用治法

1. 补气活血法

适用于气虚运血无力导致的血瘀证。代表方为补阳还五汤（黄芪、当归尾、赤芍、川芎、地龙、桃仁、红花）。

2. 养血活血法

适用于营养不足，气化不利，血流不畅导致的血瘀证，正如《血证论》所云："不补血而祛瘀，瘀又安能尽去哉?"代表方为四物汤（当归、川芎、熟地、白芍）。

3. 理气活血法

适用于气滞引起的血瘀证，如《备急千金要方》云："血本随气以周流，气凝则血也凝矣。"代表方为血府逐瘀汤（当归、生地、桃仁、红花、枳壳、赤芍、柴胡、甘草、桔梗、川芎、牛膝)。

4. 温经活血法

适用于因寒致瘀者。代表方为温经汤(当归、芍药、桂枝、川芎、炙甘草、人参、牛膝、丹皮、莪术)。

5. 活血通脉法

适用于血瘀经脉所致疼痛、红肿、活动不利等症。代表方为身痛逐瘀汤(桃仁、红花、当归、炙甘草、五灵脂、香附、制地龙、秦艽、羌活、乳香、怀牛膝)。

6. 软坚化瘀法

适用于有形的癥积包块。代表方为大黄䗪虫丸(大黄、黄芩、甘草、桃仁、杏仁、芍药、干地黄、干漆、虻虫、水蛭、蛴螬、䗪虫)。

7. 攻下逐瘀法

适用于瘀血停聚胃肠道证。代表方为桃核承气汤(大黄、桃仁、芒硝、桂枝、甘草)。

8. 活血解毒法

适用于毒邪致瘀者,如痈疖初起。代表方为仙方活命饮(穿山甲、白芷、天花粉、炒皂角刺、当归、甘草、赤芍、乳香、没药、防风、贝母、陈皮、金银花)。

(六) 注意事项

1. 辨证施治

辨明血瘀的部位——表里、脏腑和经脉,分清病因属性之寒热虚实,掌握病势之轻重缓急,有针对性地灵活应用以上诸法。

2. 熟知药性

药既有寒热温凉之分,又有行气、养血、凉血、止血、活血、破瘀、通络、消瘕、利水之别,只有熟知药性,才能运用自如,药病相宜。

3. 合理配伍

血瘀证病因较多,血瘀后又可引起多种病证,故必须在辨证的原则下,合理配伍其他相关药物(如具有理气、行气、补气、温经、软坚、解毒、清热等作用的药物）才能增强活血祛瘀疗病之效。

三、血寒

（一）病因病机

寒邪搏于血脉，或阳虚内寒，致血凝脉涩，瘀阻不畅。

（二）主症

手足麻木、清冷，皮肤不泽或青紫，肿块无热痛，痛得热止，月经不调，不孕，少腹冷痛，形寒畏冷等。

（三）主方

当归四逆汤、少府逐瘀汤、温经汤等。

（四）主药

桂枝、附子、细辛、小茴香、艾叶、吴茱萸、肉桂、白芷、苏木、薤白等。

（五）常用治法

1. 温经活血法

本法用于脾肾阳虚、冲任不调所致月经不调、痛经、宫寒不孕等。一般用温经的桂枝（或肉桂）、吴茱萸、熟附片，疏肝的柴胡、丹参、香附，补肾健脾的黄芪、党参、鹿角霜、巴戟天、川续断，养血活血的当归、川芎、白芍、莪术、牛膝、月季花等组方施治。

2. 温经通络法

本法主要用于外寒所致经络阻塞、血凝脉阻引起的痹证，以及西医学的血栓闭塞性脉管炎、肢体动脉痉挛症、风湿性关节炎等。常用药有温经散寒的附子、川乌、桂枝、细辛，活血通脉的鸡血藤、白芷、川芎、丹参、当归、红花、泽兰、赤芍，祛风散寒的秦艽、独活、豨莶草、苏木、威灵仙、海风藤、乌梢蛇，益气的黄芪、白术、党参等。

（六）注意事项

要分清是外感所致血寒证还是内伤所致血寒证。外感所致血寒证，主要指寒邪搏于血脉所致者，即《诸病源候论》所说"寒搏于血，则血涩不通"。《赤水玄珠》说："人身受寒邪，口受寒物，邪入血分，血得冷则凝，则被寒矣。"寒性凝滞、收引，故一旦侵犯血脉就会使血脉滞涩，引起疼痛。另外，风邪、湿邪往往与寒邪同时内侵，故在温经散寒的同时应视病情酌加祛风渗湿的药物。阳虚所致内生寒邪引起的血瘀证，多为虚证，属于内伤所致血寒证，治疗时应以温阳益气、活血通脉为法。

四、血热

（一）病因病机

外感热病，郁怒化火，导致肝经血热、下焦湿热等。

（二）主症

咯血、吐血、衄血、尿血、便血、月经量多、崩漏、面红目赤、口干溲赤、尿频急痛等。

（三）主方

犀角地黄汤、羚角钩藤汤、清瘟败毒饮、清宫汤、竹叶石膏汤、小蓟饮子、普济消毒饮等。

（四）主药

犀角（水牛角代）、黄芩、金银花、板蓝根、栀子、大黄、黄连、知母、生地、竹叶、车前草、藕节、小蓟、石膏、柴胡、射干、丹皮等。

（五）常用治法

1. 凉血止血法

本法适用于血热妄行所致出血证，可根据出血部位、性质选方遣药。一般治疗咯血时选用黄芩、土大黄、侧柏叶、大蓟、生地炭等，治疗胃出血时选用白及、云南白药、大黄、蒲黄炭等，治疗肠出血时选用地榆、槐花、小蓟、丹皮、槐角等，治疗鼻出血时选用白茅根、藕节、黄芩、仙鹤草等，治疗崩漏时选用益母草、生地、丹皮、生侧柏叶、仙鹤草、小蓟炭、女贞子、旱莲草等。

2. 清热凉血法

适用于火热邪盛所致出血。代表方为十灰散。主要选用黄芩、犀角（水牛角代）、金银花、板蓝根、羚羊角、生地、小蓟、大黄炭、生侧柏叶等。

（六）注意事项

热邪既能迫血妄行，又可耗伤阴津，故对其进行治疗时，一要清热解毒（毒不去、热不解则血不能宁）；二要止血（血不止可直接危及人的生命）；三要滋阴救液（热易伤阴耗津，津液既是人体重要物质，又是血液的重要组成部分）。治疗热邪所致出血证时一般都兼用上述 3 种治法，根据病证和病情的急缓酌情配伍。

五、出血

（一）病因病机

热邪内侵、辛热饮食、情志过极、血瘀外伤等，导致血溢脉外，常见的有咯血、呕血、便血、衄血、崩漏等。

（二）主症

出血量大、日久时，患者多见面色及唇甲㿠白、眩晕、心悸、烦躁、口干、冷汗淋漓、四肢厥冷、神志恍惚或昏迷、脉微欲绝等。

（三）主方

四生丸、十灰散、云南白药、清金引血汤、清热固经汤、清经止血汤等。

（四）主药

三七、白及、蒲黄炭、地榆炭、棕榈炭、藕节、生地、阿胶、茅根、黄芩、血余炭、旱莲草、荆芥炭、侧柏叶、益母草等。

（五）常用治法

1. 凉血止血法

本法适用于火热之邪迫血妄行所致出血证。代表方为回生丸（生荷叶、生艾叶、生侧柏叶、生地黄）加槐花、丹皮、藕节等。热盛者可用十灰散（大蓟、小蓟、荷叶、侧柏叶、茅根、茜草根、大黄、栀子、棕榈炭、丹皮）。阴虚火旺者可用犀角地黄汤［犀角（水牛角代）、生地、芍药、丹皮］加黄芩、阿胶珠、侧柏叶等。

2. 温经止血法

本法适用于阳虚不能统血所致出血证和出血证兼有阳虚证者。代表方为黄土汤（甘草、干地黄、白术、附子、阿胶、黄芩、灶心土）。

3. 益气止血法

本法适用于气虚不能摄血或血溢脉外所致出血证，多以甘温的益气健脾药配以养血止血药。其临床具体运用有二：一是病情缓和，出血量较少，多用归脾汤加减，如党参、白术、黄芪、当归、茯苓、龙眼肉、益母草、仙鹤草、阿胶、血余炭等；二是病势危笃，气随血脱或气血双脱时，用独参汤合云南白药、当归补血汤合龟鹿补冲汤加减（党参、黄芪、当归、龟板、鹿角胶、血余炭、仙鹤草等）。

4. 化瘀止血法

本法适用于瘀血阻滞，血不循经所致出血证。常用化瘀汤合鹿角胶丸加减，如当归尾、赤芍、丹参、桃仁、红花、穿山甲、三七、蒲黄、乳香、没药、鹿角胶、党参、黄芪等。

5. 收敛止血法

本法适用于出血日久，用其他止血法疗效欠佳时。常用方如十灰散（大蓟、小蓟、荷叶、侧柏叶、茅根、茜草根、大黄、栀子、棕榈炭、丹皮）。

（六）注意事项

（1）辨清出血原因、性质和部位。

（2）除急性、较大量出血外，一般不单独使用寒凉药物和固涩止血剂。

（3）出血的治疗步骤一般是止血、补虚、消瘀、宁血。

（4）对于炭类止血药应辨证使用，性寒凉的炭类止血药有生地炭、丹皮炭、黄芩炭、槐花炭、大黄炭、侧柏炭、茜草炭、地榆炭、大蓟炭、小蓟炭、蒲黄炭、茅根炭、白及炭，性温热的炭类止血药有荆芥炭、炮姜炭、艾叶炭、百草霜，性平的炭类止血药有藕节炭、棕榈炭等。

第三节　气血同病的诊治经验

一、气滞血瘀证

主症：胸闷或疼痛，脘腹胀痛，胁下痞块，性急烦躁，闭经或痛经，舌暗紫有瘀斑，脉弦沉涩。

治则：行气活血。

方剂：血府逐瘀汤、逍遥散等。

常用药物：柴胡、枳壳、桔梗、川芎、赤芍、当归、桃仁、红花、牛膝、甘草。

注意：气滞和气虚都可导致血瘀，二者的治疗原则不同，故临证时须识其病机。气滞所致之瘀多为实证，多因情志抑郁、气机不畅所致，病史较短，如《丹溪心法》云："气血冲和，万病不生，一有怫郁，诸病生焉。"气虚所致之瘀多为虚证，病史较长，或见于年老体弱、脏腑功能虚衰者。

验案

孙某，36 岁，1985 年 6 月 4 日初诊。

病史：患者因闭经 3 个月就诊。闭经是由人际关系不佳导致的情志不畅引起的。患者正值经期初日，与别人因琐事误会发生争执，既怒且忧，茶饭不香，夜难入眠，经事即停，之后月经不至已 3 个月。

现症：食不甘味，夜寐多梦，性急心烦，胸胁胀满，脉弦，舌暗苔白。

辨证：肝气郁结，胞脉闭阻。

治法：疏肝理气，活血通脉。

处方：逍遥散加减。

柴　胡 10 g	炒枳壳 10 g	红　花 10 g	白　芍 15 g
丹　参 15 g	当　归 15 g	川　芎 15 g	川牛膝 15 g
香　附 15 g	乌　药 15 g	炙甘草 6 g	

药进 14 剂月经即来潮。依上法加减，每月经前 10 天用药至月经来潮，坚持 3 个月，后月经每月应期来潮。

赵冠英教授体会：闭经有血虚导致者，也有血瘀导致者，前者多因于失血或劳倦、久病，后者则因于肝郁气滞或寒凝血脉。对于血瘀所致闭经，无论是肝郁气滞所致，还是寒凝血脉所致，因二者多有相应诱发因素和临床表现，并不难区分，因此，详问病史，细察舌脉，深究病机，辨证无误则治之见效不难。

二、气不摄血证

主症：少气懒言，倦怠乏力，脘腹胀满，面色苍白，吐血、便血、尿血，月经淋漓或血崩，脉细弱，舌质淡，苔白。

治则：补中益气，摄血止血。

方剂：归脾汤、黄芪建中汤、固本止漏汤等。

常用药物：黄芪、白术、党参、阿胶、炮姜炭、白及、白芍、甘草、熟地、仙鹤草。

注意：气不摄血证一般病势较缓，病程较长，大多表现为小血管及小静脉出血，以溢血和渗血为主，这与实证出血不同。治疗时应以补气健脾为主、止血为辅，正如《温病条辨·治血论》所说："善治血者，不求有形之血，而求无形之气。"

验案

李某，女，30 岁。1994 年 2 月 24 日初诊。

病史：患者月经淋漓不尽 15 日，经本院妇科诊断为"功能性子宫出血"，用维生素 K 等常规治疗无效，转求中医治疗。

现症：患者精神倦怠，面色苍白，食纳不佳，大便溏泄，月经量多，脉细无力，舌质淡且有齿痕，苔薄白。

辨证： 脾虚失统，气不摄血。

治法： 益气健脾，摄血调经。

处方： 归脾汤合固本止崩汤加减。

党　参 15 g	黄　芪 15 g	白　术 15 g	当　归 15 g
茯　苓 15 g	益母草 15 g	赤石脂 15 g	仙鹤草 15 g
女贞子 15 g	旱莲草 15 g	柴　胡 10 g	补骨脂 10 g
阿　胶 10 g			

上药进 7 剂而血止，嘱下次月经来潮前 1 周按原方服用 10 天，以巩固疗效。

> **赵冠英教授体会：** 妇女崩漏之证多由劳倦伤气，脾统血功能失常所致，血可载气，失血又可导致气随血脱，进一步伤气，因此，益气摄血是治疗此证的基本方法。

三、气血两虚证

主症： 疲倦乏力，头晕眼花，心悸，自汗，面色苍白或萎黄，手足麻木，舌淡，苔白，脉细无力。

治则： 补气养血，健脾益肾。

方剂： 八珍汤、龟鹿二仙汤等。

常用药物： 黄芪、党参、白术、当归、熟地、枸杞子、阿胶、鹿角胶、鸡血藤、茜草根、大枣、白芍等。

注意： 一般气血两虚证的病因有二，一是禀赋不足、脏腑功能虚衰、化生气血功能低下（主要与脾、肾两脏有关），二是劳伤或久病。两者应详辨，因治疗后者直接补气养血即可，而治疗前者除补气养血外，还要健脾益肾才能奏效。

验案

张某，女，35 岁。1991 年 6 月 23 日初诊。

病史： 因贫血 2 月余住院，血常规示血红蛋白 60 g/L、白细胞 2×10^9/L、血小板 50×10^9/L，经骨髓穿刺检查确诊为再生障碍性贫血，请中医诊治。

现症： 面色㿠白，头晕目眩，神疲乏力，心悸寐差，耳鸣健忘，腰膝酸软，口干舌燥，大便时溏，四肢皮肤有瘀点，舌质淡，苔薄白腻，脉弦大无力。

辨证： 脾肾亏虚。

治法： 健脾益肾。

处方： 八珍汤合龟鹿二仙汤加减。

黄　芪 15 g	党　参 15 g	当　归 15 g	白　芍 15 g
熟　地 15 g	枸杞子 15 g	鸡血藤 15 g	茜草根 15 g
丹　参 15 g	女贞子 15 g	旱莲草 15 g	菟丝子 15 g
白　术 15 g	阿　胶 10 g	陈　皮 10 g	大　枣 10 g

上方进 10 剂，诸症好转，停输血，以原方辨证加减治疗 3 个月，症状消失，血常规恢复正常。

> **赵冠英教授体会：** 再生障碍性贫血，属中医学"虚劳""血证"的范畴，多由毒物伤损脏腑，精髓亏损，血液生化之源障碍所致。急性期应标本兼治；稳定期应以治本为主，以健脾补肾、益气养血为法，若同时使用激素类药物，中药处方应以滋补肾阴为主，兼顾肾阳，佐以健脾养血之药。补肾阴药如知母、枸杞子、熟地、龟板、鳖甲、女贞子、紫河车等；补肾阳药如淫羊藿、巴戟天、肉苁蓉、鹿角胶、附子等；补气药如人参、黄芪、白术、黄精等；补血药如阿胶、当归、白芍、黑桑椹、鸡血藤、茜草根、大枣等。食疗可用胎盘骨髓汤：鲜胎盘 50 g，猪腿骨（打碎）250 g，煎汤，分 2 次服，若将胎盘连汤服用更好。

四、气随血脱证

主症： 出血量大，大汗淋漓，气息微急，面色苍白、四肢厥冷，甚至晕厥，脉微欲绝，舌质淡白。

治则： 止血补血，益气固脱。

方剂： 独参汤、当归补血汤、十灰散等。

常用药物：红参、黄芪、白术、当归、阿胶、仙鹤草、茜草根、地榆炭、侧柏炭、生地炭、云南白药、枸杞子、女贞子、旱莲草等。

注意：气随血脱证常见于失血性休克，与气不摄血证和气血两亏证病因病机不同，治疗应以补血止血为主，以益气固脱为辅，可采用输血和止血的西医救治手段，配合益气固脱的人参、黄芪。中西医结合治疗，效果较好，待病情稳定后再考虑单用中药调治，以治本祛病而达痊愈目的。

验案

张某，男，50岁。1989年10月26日初诊。

病史：患者素有胃溃疡，近因饮酒出现胃脘剧痛，随之呕血2次，呕血量共约1 000 ml，中有血块，排柏油便2次，出血量约1 000 ml，急诊入院。血压90/50 mmHg，输鲜血200 ml，肌肉注射卡巴克洛、维生素K，并急请中医会诊。

现症：心悸眩晕，冷汗淋漓，面色苍白，四肢厥冷，脉微数无力。

辨证：气随血脱。

治法：益气固脱。

处方：独参汤加味。

人 参 8 g　　　黄 芪 30 g

水煎200 ml，分3次冲服云南白药3 g、白及粉3 g、大黄粉3 g。

连服2日血止。

继用归脾汤加减调治，药用黄芪、当归、党参、白术、白芍、茯苓、仙鹤草、白及、旱莲草、蒲黄炭各15 g，三七粉3 g（分冲），甘草6 g。连服10剂而愈。

> **赵冠英教授体会**：治疗消化道出血的原则是急则治标。止血为治疗消化道出血的第一要法。气随血脱时则以挽救生命为第一要法，当以补血养阴为主、辅以益气止血，待血止病情趋于缓和之时，再标本同治或治本兼以治标。本例宗上述原则施治。大黄的止血作用，早在张仲景、华佗时即有应用，但对此作用的系统而深入的研究还是近20年的事。研究证实大黄全成分的止血作用是活血

止血，有效成分的止血作用是凝血止血，有效止血单体是α-儿茶素与没食子酸。大黄能够减慢微循环血流、增强血小板和红细胞的聚集性。

【第二部分】赵冠英教授论中医治则与用药

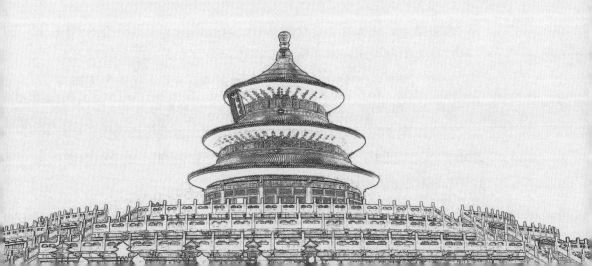

药者，疗也。治病在乎药，制用在乎人，好药和良医不可分也。也就是说，药是治病之物，用之得当，可以除疾，若用之不当，亦可延误治疗或伤人害命。故医者对药必须精通。另外，只知药而不知组方，亦不能疗其病，因为药仅有个性之长，只有合理组方，才能合诸药之利而制其弊；只有随证化裁，才能应临床疾病而衍变。方者必依一定之法，用方必有立法精意，不求精意而徒执其方，不可能中病疗疾。总之，无法不能善其方，非方不能疗其疾，无药不能组其方，法、方、药三者实为不可分的整体。

第四章　赵冠英教授的三大治则

治则是中医辨证施治的核心，起着承上（辨证）启下（选方遣药）的作用，源于《黄帝内经》《难经》和《伤寒论》等典籍，完善于后世诸家。赵冠英教授融古今之大成，结合数十年的临床经验，认为虽然病因各异，病机多变，症状繁多，但究其根源，不外乎内外病因所致人体气血、阴阳和脏腑功能失调，尤其是脾、肾功能失调。因此，确定了调和气血、平衡阴阳、重调脾肾的施治原则，按此治疗内、外、妇、儿科疾病，无不获得显著效果，现就三大治则概述如下。

一、和调气血

气和血是构成机体的重要物质基础，也是维持生命活动的重要物质，故机体的生理活动离不开气血。张景岳云："人有阴阳，即为血气。阳主气，故气全则神旺；阴主血，故血盛则形强。人生所赖惟斯而已。"气属阳，血属阴，气与血是机体对立统一的不可分割的两个方面。气与血相互滋生，相互依赖，保持平和协调，才能保证机体正常的生理功能。因此强调，平人之体，气卫血荣，气血相贯，则身强体健；一旦滞涩，则百病由生。

气血的病理变化甚众，但主要表现为失于和调。气病多见气虚、气陷、气郁、气逆、气滞等证。临证施治，虚则益之，陷则升之，郁则散之，逆则降之，滞则行之。血病多见血虚、血脱、血瘀、血热等证。治宜虚则补之，脱则收之，瘀则祛之，热则清之。然而，气血之证无不伴随而至，互为因果，绝无单纯之气证与血证，不是气病兼血，就是血病及气。如气虚不能化生血液则致血虚，血虚无以载气则致气虚；气虚不能统摄血液则血脱，气随血脱则气陷；气虚而无力运血则血瘀，血凝则气无以行而致气滞；气郁化火，迫血妄行，气逆而上，则呕血。即使临证只见气病之症，而不见血证之象，也只是因为气病涉血的程度较轻，在某种意义上讲，是无症状之初期血病。气病的微循环研究提示，气虚、气脱、气滞、气郁患者都有微循环的病理改变，此即气病及血的科学印证。如此种种均是气血失去和调之象。因此，赵冠英教授提出，不论病之内外、上下、寒热、虚实，均应根据患者的脉证来判断气血的不同病理变化。治气必虑其血，治血必顾其气，寻根溯源，调和气血，治其根本，才能达到气血调、脏腑和、经脉利、疾病除的目的。

在治疗慢性疾病方面，运用调和气血的方法辨治，能取得较好的效果。

常见的内、外、妇、儿科疾病常存在血瘀证。正如医家张仲景所云，"五劳虚积羸瘦，腹胀不能饮食，食伤、忧伤、饮伤、房室伤、饥伤、劳伤、经络营气伤"皆可致"内有干血，肌肤甲错，两目黯黑"的血瘀证。这是医圣张仲景对诸多病因所致血瘀证的高度概括。

结合西医学对血瘀证与疾病关系的研究可知，有气血瘀滞的疾病可分为局部有瘀血的疾病，如心绞痛、心肌梗死、各种心肌损害、血栓性脉管炎、脑梗死、软组织损伤及肠梗阻、痛经等；局部出血后出现瘀血的疾病，如皮下紫癜、跌打损伤等；因循环障碍出现瘀血的疾病，如心力衰竭、高血压、动脉硬化、休克、静脉曲张、动脉炎等；组织增生变性所致疾病，如肿瘤、肠粘连、牛皮癣、瘢痕疙瘩、前列腺炎、关节炎、红斑狼疮等；伴全身或局部水肿的疾病，如肾病综合征、象皮病、肝硬化腹水等；组织糜烂及溃疡、神经系统障碍等多种疾病。血液流变学指标研究证明以上疾病均有不同程度的瘀血。

"气血充和，万病不生，一旦怫郁，诸病生焉。"赵冠英教授临证本着"人之一身不离乎气血，凡病经多日疗治不痊，须当为之调血"（《仁斋直指方》）的原则，总结出治疗诸多疾病的调和气血的方法如下。

如冠心病心绞痛反复发作、经久不愈，以益气活血化瘀法为主，再结合疾病的虚实寒热的不同辨证选药治之，能较快地控制心绞痛的发作。

对心律不齐，用温阳益气、活血安神或益气补血、养心安神之法治之，多能奏效。

治疗肺结核，采用攻补兼施的原则，用养阴清肺、益气活血之法，不但可加速病灶钙化，而且能增强患者体质。

慢性肾炎的治则：隐匿型以滋阴益气为主，佐以活血化瘀；水肿型以健脾益气、温阳利水为主，佐以活血通络法。临床实践证明，依此治病效果良好。

治疗精神分裂症：狂躁型，以西药为主，以中医镇惊涤痰、疏肝理气、泻火活血为辅；抑郁型，采用益气活血、醒神开窍法，疗效较明显。

经多年观察发现，采用温中活血、健脾和胃的方法治疗上消化道溃疡，对症状缓解、溃疡愈合均有较好效果。

用疏肝健脾、活血解毒法治疗慢性肝炎，能有效地降低转氨酶、消除黄疸、纠正白蛋白与球蛋白比值倒置，促使疾病恢复。

对于妇科产后或人流术后出血者，根据"瘀血不去新血不生"的原则，先用活血祛瘀法祛瘀，再以益气养血法治之，疗效较好，且不易再出血。

对于血栓闭塞性脉管炎，治以益气活血为主，再按不同发病阶段辨证用药，往往取效快。

肿瘤因病机复杂，多辨病结合辨证施治，常用益气活血、软坚散结、解毒抗癌等法，效果较理想。

如是，这种治气虑其血、治血顾其气的调和气血之法，是提高临床慢性疾病疗效的重要治则。

二、平衡阴阳

"阴平阳秘，精神乃治"，即人的生命生生不息是人体内外阴阳双方协调一致的结果，如以人体的御邪能力言，正气具有御邪卫外之功能，但正气之盛衰又靠阴精营血之滋养，即《素问·阴阳应象大论》所说"阴在内，阳之守也；阳在外，阴之使也"。另外，阴精营血来源于脏腑的吸收、运化，而脏腑功能的康健不衰又要靠阴精营血的充分滋养，即"阴为阳之基，阳为阴之用"，阴精与阳气时刻维持相对的平衡，才能保证人体的健康无恙。

"阴阳离决，精气乃绝"，《华氏中藏经·人法天地论》说："人有百病，病有百候，候有百变，皆天地阴阳逆从而生。"因此，调整阴阳，补偏救弊，扶弱抑强，促使阴平阳秘，是治疗各种疾病的根本原则。在调理阴阳时，还要注意补阴时兼顾阳，补阳时兼顾其阴，即要遵"善补阳者，必于阴中求阳，则阳得阴助而生化无穷；善补阴者，必于阳中求阴，则阴得阳生而泉源不竭"之古训。

张景岳云："阴阳二气，最宜不偏，不偏则气和而生物，偏则气乖而杀物。"在临证制方遣药时，要时刻牢记阴阳互根又对立制约之理。

如治证属命门火衰的肾功能不全时，依阴阳互根之理，据"益火之源，以消阴翳"之治则，用附子、肉桂扶阳补命门之火，同时用熟地填补阴精，再以枸杞子、山萸肉、山药等来滋补肾、肝、脾之阴。

治疗心阳将脱之证，可扶阳辅以补阴，以助回阳之力，以人参、附子、干姜回阳救逆，配补阴血之麦冬、五味子、当归、丹参。

治疗再生障碍性贫血，以熟地、山萸肉、山药、龟板胶、白芍等滋阴填精，同时酌配鹿角胶、枸杞子、菟丝子、肉苁蓉、补骨脂等温阳益肾之品，使补阴不损阳，阴得阳助而生化无穷。

治疗急慢性胃炎所致大便溏泄、脘腹胀满等症，药用党参、干姜、甘草配黄连、蒲公英，此即寒热并用、辛开苦降、补泄兼施之法。

治疗慢性肠炎，药用党参、附子、干姜配伍大黄、白头翁，此也是苦寒温热、攻补并用之法。助脾肾之阳可使运化得行，不温补脾肾之阳，就不能祛寒邪；不祛邪导滞，脾肾之阳也难复。此即以药的升降调人身之升降，以药性之阴阳治人身之阴阳之偏也。

明代李时珍云："古人用补药必兼泻邪，邪去则补药得力，一辟一阖，此乃玄妙。"另外，在用药配伍时，也要注意阴阳、表里、寒热、攻补、升降等的配合，才能增效祛弊，赵冠英教授常依此法置对药于处方内。

如治气血两虚证，常用人参、熟地这一对药（即两仪膏）。人参补元气而入脾，可益血生化之源；熟地滋阴养血，培补五脏之真阴。二者一阴一阳，一形一气，性味中正，补气血之药无逾于此。

治疗肝胆疾病，多用柴胡、芍药这一对药。柴胡疏肝理气，芍药养血柔肝，两药一散一收，一气一血，一泻一补，疏柔相济，为治肝郁血虚之要药也。

治疗心脏神经官能症和心肌炎所致心律不齐，用黄连、桂枝这一对药。黄连能清心火、除虚烦，桂枝能温通心阳，两者为伍，可以增强祛邪安神、强心活络之效。

治疗急、慢性胃炎和十二指肠溃疡，常用黄连、吴茱萸这一对（左金丸）。黄连解毒清热、和胃降逆，吴茱萸温中祛寒、和中止呕，二者一寒一热，阴阳相济，辛开苦降，无偏胜之害。

治风热所致头痛、牙痛，宜生石膏伍细辛。生石膏性寒镇降，细辛辛温发散，二者相伍为用，细辛之辛温佐制生石膏之寒而存镇静之性，石膏之甘寒佐制细辛之辛散之过而留存止痛之效。

治气血两虚证，多用黄芪配当归。黄芪补气以益生血之源，当归补血而能生无形之气，血为气母，气为血之帅，阳生阴长，阴长阳生，故二者为养气生血之要药。

以上从理、法、方、药四个方面简述了平衡阴阳的治疗原则，但中医的诸多治则（如亢者平之、陷者升之、虚则补之、实者泻之、寒者热之、热者寒之等）无一不是为了补虚纠偏，以达到阴阳平衡而立的。

三、重调脾肾

人体是以脏腑为核心的一个有机整体，机体的健康与否，与脏腑的生理功能和病理改变息息相关，而脾肾之生理功能和病理改变，在脏腑的生理病理活动中，占有主导的作用。

（一）肾为先天之本，主一身之元阴元阳

元阳为人体之本源、基始之气，元阴为影响人体生长发育的物质和能量之本，张景岳云："五脏之阴，非此不能滋，五脏之阳，非此不能发。"宋代陈自明云："夫人之生，以肾为主；凡病多由肾虚而致。"因此可以说，五脏六腑各司其职，人体的水火、阴阳平衡，均系真阴真阳相济的结果。后天致肾之元阴、元阳亏损的主要原因有二：一是脏腑虚损，肾得不到后天精气的补充；二是五劳七伤或恣情纵欲等，直接耗伤肾精。对于肾虚，当然应该查其病因，辨其脉症，进行针对性治疗，一般常用治法有如下几种。

1. 滋阴潜阳法

本法即"壮水之主，以制阳光"之法，适用于肾水不足、虚火妄动证。常用方剂：知柏地黄汤、大补阴煎等加减。常用主药：熟地、知母、黄柏、白芍、龟板、石决明、生龙牡等。

2. 补肾养血法

本法适用于肾阴不足、精亏血少证。常用方剂：六味地黄汤、当归饮加减。常用主药：熟地、枸杞子、补骨脂、女贞子、当归、阿胶等。

3. 补肾养肝法

本法适用于肝肾阴虚、精血俱亏证。常用方剂：归芍地黄汤、大补元煎加减。常用主药：生地、熟地、当归、白芍、首乌、枸杞子、楮实子、山萸肉、鹿角胶等。

4. 温肾助阳法

本法适用于命门火衰、肾阳不足证。常用方剂：右归饮、金匮肾气丸加减。常用主药：附子、肉桂、鹿角片、淫羊藿、巴戟天、肉苁蓉、仙茅等。

5. 补肾平喘法

本法适用于肾虚失纳、肺失肃降的久咳喘病。常用方剂：人参蛤蚧散、河车大造丸加减。常用主药：人参、黄芪、蛤蚧、冬虫夏草、紫河车、葶苈子、川贝母等。

6. 滋肾安神法

本法适用于肾水不足、心火独亢证。常用方剂：交泰丸、天王补心丹加减。常用主药：枸杞子、熟地、丹参、肉桂、黄连、莲子心、淮小麦、百合、首乌等。

7. 阴阳双补法

本法适用于肾阴阳俱虚证。常用方剂：二仙汤、龟鹿二仙胶等加减。常用主药：鹿角胶、龟板胶、淫羊藿、仙茅、熟地、枸杞子、附子、山萸肉等。

（二）脾为后天之本，气血生化之源

脾运化如常，水谷之精微可源源不断地滋养五脏、洒陈六腑百骸，使气血充足，脏腑功能旺盛，机体健康。元代朱震亨《丹溪心法》云："是脾具坤静之德，而有乾健之运，故能使心肺之阳降，肾肝之阴升，而成天地交之泰，是为无病之人。"饮食不节、寒温不避、喜怒无常等，均可内伤脾胃，若脾失健运，气血生化乏源，必致诸病丛生。李东垣《脾胃论》云："脾胃虚则九窍不通。""内伤脾胃，百病由生。"因此，不论是脾病损及他脏，还是他脏病累及脾，在施治时，都应注意调补脾土，即遵"上下俱病，当健其中"的古训。脾土健旺，气血充盛，何患疾病不愈乎。

脾胃为一脏一腑，均属中土，共司水谷受纳，消化输布之责，故当调治中州时，应分清病在脾还是在胃，然后调治之。调治脾病之法，主要有以下几种。

1. 调和气机法

此法主要是消除病因、调整脾胃功能而达升降复常之法，最常用者有以下3种。

（1）化湿宣中法。主用于湿浊困脾，气机不畅证。常用方剂：平胃散、藿朴夏苓汤等。

（2）辛开苦降法。主用于寒热交阻，中焦升降失调证。常用方剂：半夏泻心汤加减。

（3）消食导滞法。主用于食滞成积，中焦阻塞证。常用方剂：保和丸、枳实导滞丸。

2. 补脾益气法

本法主要用于脾气虚弱所致消化不良、出血、内脏下垂等病证，常用者有以下 3 种。

（1）健脾益气法。主用于脾气虚弱，运化失健证。常用方剂：四君子汤、人参白术散等。

（2）补脾摄血法。主用于脾虚失统所致便血、崩漏等证。常用方剂：人参归脾丸、黄土汤等。

（3）补中益气法。主用于中气下陷证。常用方剂：补中益气汤、升阳益胃汤等。

3. 健脾调治法

本法主要用于中土不健，影响其他脏腑之证，常用者有以下 4 种。

（1）补脾养肝法。主用于脾虚血亏，肝失濡养所致慢性肝炎、肝硬化。常用方剂：逍遥散、归脾汤等。

（2）健脾养心法。主用于脾虚血亏，心失所养证。常用方剂：人参归脾汤合补心丹加减。

（3）健脾化痰法。主用于脾虚生痰，上渍于肺所致慢性气管炎。常用方剂：二陈汤合三子养亲汤加减。

（4）健脾和胃法。主用于脾虚胃弱，升降失司证。常用方剂：香砂养胃合橘皮竹茹汤加减。

补脾以甘温药物为首，因脾为阳土，喜温恶寒。如《黄帝内经》曰："脾欲缓，急食甘以缓之……甘补之。"故凡中气不足证，应首选甘温之药。若因邪盛病急而必用大热大寒、猛攻厉伐之药时，或用滋腻峻补之剂时，应中病即止，同时应加反佐之药（如大热药佐以甘寒药，大寒药佐以甘温药，滋腻药佐以芳香醒脾药，峻猛药佐以护脾药等）。另外，脾虚证包括脾阳虚证和脾阴虚证，所以临证时，治脾阳虚证用甘温之药，治脾阴虚证用甘凉滋润之药，两者不可偏。清代唐容川曾明言李东垣之不足："东垣重脾胃，而方皆温燥，是但知胃阳而不知脾阴。"

调补脾肾，为治病之基。脾为万物之母、后天之本。肾为先天之本，为元气之根、精血之海、水火之宅。脾、肾两脏相互依存，相互为用，主宰人之生、长、壮、老、已。脾的运化功能必赖肾阳之温煦蒸化，才能行正常的运化水谷精微之职，化生气血，滋养五脏六腑。肾之元阴、元阳，必须依赖后天水谷精微的滋养，才能不致匮绝。以上言其生理。在病理方面，肾阳虚不能温煦脾阳，即如釜底无薪，水谷不能腐熟蒸化，可导致表现为完谷不化的泄泻证。肾阴虚使脾阴得不到肾阴之滋养，可导致表现为口干舌燥、体瘦便干、五心烦热等的脾阴虚证。脾阳虚，不能行正常的运化水谷精微之职，造成肾精不足，可导致肾虚。脾阴虚，既可耗夺肾精，又可使肾得不到后天精血之养，而致肾阴更虚。在治疗脾肾同病时，古有"补脾不如补肾"和"补肾不如补脾"之说，这两种说法都不够全面，应辨虚实、主次去施治。常用的调补脾肾法如下。

（1）健脾补肾法。适用于脾虚失摄、冲任不调导致的功能失调性子宫出血。常用方剂：归脾汤合二至丸加减。

（2）补肾健脾法。适用于再生障碍性贫血。常用方剂：大菟丝子丸合人参归脾汤加减。

（3）益气补肾法。适用于中气不足、肾气虚亏所致泄泻证。常用方剂：补中益气汤合四神丸加减。

（4）养血益肾法。适用于脾虚化源不足、冲任不调所致经闭证。常用方剂：八珍汤合龟鹿二仙胶加减。

（5）滋补脾肾法。适用于脾肾阴虚证，如某些糖尿病。常用方剂：六味地黄丸合一贯煎加减。

（6）益肾补气法。适用于气虚失固、肾虚失纳所致慢性气管炎。常用方剂：玉屏风散、人参蛤蚧散合小青龙汤加减。

以上仅举数法说明脾肾同治之法，在实际临床工作中，凡遇慢性病、久病和老年病，在辨证施治原则的指导下，健脾益肾是不可缺少的重要治则，这里不再赘述。

第五章　八法的临床运用和机制浅释

《黄帝内经》和《神农本草经》就提到了八法的梗概，后世诸多医家不断补充，使八法日臻完善，但是限于历史条件，对八法的分类，各家见解不一。目前通常所说的八法是清代程钟龄在《医学心悟》中提出的，《医学心悟》言："论病之原，以内伤、外感四字括之，论病之情则以寒、热、虚、实、表、里、阴、阳八字统之，而论治病之方则又以汗、和、下、消、吐、清、温、补八法尽之。"治法八论，言简意赅，极具代表性。

第一节　汗　　法

凡以发汗解表来祛散风邪的方药称为祛风解表药，这种治法称为汗法或祛风解表法。

《素问·热论》"三阳经络皆受其病，而未入于脏者，故可汗而已"，提出了汗法治外感疾病的重要法则。秦汉时期的《神农本草经》记载了如麻黄、桂枝、防风、白芷、细辛、浮萍、菊花等解表发汗药。《伤寒论》创制了具有解表发汗作用的方剂，如麻黄汤、桂枝汤、越婢汤等。张子和《儒门事亲》列专篇论汗法，提出"辨阴阳、别表里、定虚实，然后汗之"，并列举了40余种药物，且创用了熏蒸、洗熨、导引、按摩等取汗的治法。清代医家根据温病的特点，创立了辛凉解表法，此法当前在治疗表证时运用得较多。

一、汗法的适应证

（1）各种感染性疾病的早期，如流行性感冒、麻疹、猩红热、流行性脑脊髓膜炎（以下简称"流脑"）、急性气管炎等。

（2）急性风湿痹证。

（3）水肿（急性肾小球肾炎）。

（4）变态反应性疾病，如过敏性皮炎。

二、汗法的应用

（一）辛温解表法

本法主要用于表寒证。表寒证主症：发热恶寒，头痛无汗，项背强痛，周身酸楚，脉浮紧数，苔薄白，舌质红。下面举例说明此法在临床中的具体运用。

1. 感染性疾病早期

此病根据脉症又有表实证和表虚证之别，二证选方用药有所不同。

表实证症状：恶寒重，发热轻，头痛无汗，鼻塞流涕，周身酸痛，口不渴，或伴有咳嗽、痰白稀，舌质淡红，苔薄白。方用麻黄汤加减（麻黄、杏仁、桂枝、甘草、细辛、板蓝根、金银花、连翘）。

表虚证症状：汗出恶风，周身乏力，轻微口渴，渐渐发热，舌质淡红，苔薄白，脉浮数。方用桂枝汤加减（桂枝、乌药、生姜、大枣加柴胡、黄芩、金银花）。

2. 风湿痹证

症状：骨节肌肉疼痛，痛无定处，畏风发热，舌质淡红，苔白，脉浮弦。方用羌活胜湿汤加减（羌活、独活、防风、川芎、藁本、蔓荆子、炙甘草加穿山龙、青风藤、秦艽、忍冬藤等）。

3. 水肿

症状：多头面部先肿，腰以上肿甚，皮肤色泽光亮，按之凹陷易复，腰酸尿黄，舌质淡红，苔白腻，脉浮数尺弱。方用越婢汤合麻黄连翘赤小豆汤加减（麻黄、连翘、赤小豆、生姜、大枣、甘草、石膏、浮萍、车前子、白茅根、茯苓等）。

4. 痰喘

症状：咳喘痰多，恶寒发热，头身重痛，肢体水肿，舌质淡红，苔白腻，脉弦紧。方用小青龙汤加减（麻黄、桂枝、白芍、甘草、细辛、五味子、半夏加黄芩、款冬花、穿山龙、橘红、百部、枇杷叶等）。

（二）辛凉解表法

本法主要用于表热证。表热证主症：发热恶风，头项强痛，汗出咽痛，口干欲饮，鼻塞，流清涕，舌质红，苔薄黄，脉浮数。辛凉解表药，多具有清热退热、解毒抗菌的作用，故在传染性疾病的早期多用此法。

1. 风热证

症状：身热恶风，头痛汗出，肢体酸痛，口干欲饮，舌质红，苔薄黄，脉浮数。方用羚翘解毒丸加减（羚羊角、金银花、连翘、薄荷、荆芥、淡豆豉、桔梗、牛蒡子、淡竹叶、甘草）。

2. 麻疹（前驱期）

症状：发热恶寒，咳嗽流涕，目赤怕光，眼睑浮肿，神倦纳呆，口腔颊部可见科氏斑，苔薄白，脉浮数。方用竹叶柳蒡汤（西河柳、荆芥、葛根、蝉蜕、薄荷、炒牛蒡、知母、玄参、麦冬、甘草、竹叶）。

三、汗法的作用机制

（一）抗病原微生物作用

研究证明，麻黄、防风、藁本、白芷、生姜、独活、香薷、苏叶、薄荷、菊花等，对流行性感冒病毒、单纯疱疹病毒有抑制作用；桂枝、防风、白芷、生姜、菊花、桑叶、牛蒡子等，对志贺菌属、伤寒杆菌、溶血性链球菌、大肠杆菌、霍乱弧菌等有不同程度的抑制作用，且除桂枝、桑叶外，诸药还有抑制多种皮肤真菌的作用。

（二）抗炎解热作用

经研究发现，汗法的抗炎解热作用通过以下几个方面的机制来实现：①兴奋垂体－肾上腺皮质激素系统的功能；②改善毛细血管张力，抑制炎性渗出；③抑制炎性介质合成和释放；④增强细胞膜的稳定性；⑤改善微循环；⑥通过促进汗腺分泌、皮肤血管扩张等降温。

（三）镇静、抗惊、镇痛作用

研究证明，桂枝中的桂皮醛，蝉蜕、独活、细辛中的挥发油，菊花中的挥发油等都有一定的镇静或抗惊作用，其镇痛作用与抑制痛觉中枢、调节自主神经功能紊乱（如柴胡抑制交感神经兴奋）、麻痹末梢神经、抑制致痛介质（组织胺、氨酰胆碱、缓激肽、前列腺素）释放、解除血管痉挛、改善组织缺血、减少不全代谢产物和钾离子刺激等机制有关。

（四）改善心肌营养，提高心血管生理功能

此方面，对葛根、菊花、细辛、桂枝等研究得较多。葛根所含总黄酮能扩张冠状动脉，增加血流量，降低心肌耗氧量，有降血压的作用。菊花煎剂能扩张冠状动脉，增加冠状动脉血流量。细辛醇浸剂能增强心肌收缩力，增加冠状动脉血流量。桂枝所含桂皮油有强心作用。

（五）解除体表血管痉挛，改善机体的反应状态

现代生理研究认为，皮肤有许多动静脉吻合支，当其开放时，皮肤血流量增加，所以在不同的情况下，皮肤血流量不同，皮肤血流量最大和最小相差 10 倍。因此，皮肤有调节和储存血液的能力。

（六）利尿作用

一些解表药含利尿成分，如麻黄所含伪麻黄碱有较强的利尿作用，浮萍所含醋酸钾和氯化钾有利尿作用，牛蒡子所含牛蒡子苷等成分有利尿作用。

四、应用汗法的注意事项

（1）只用于表证，若邪毒入里则不用，若有严重脏腑器质性疾病则要慎用或佐以扶正固本药。

（2）剧吐、腹泻或其他原因引起脱水伤津时要慎用。

（3）疮疡已溃破或易患疮疡者不用，或佐以清热解毒药。

（4）汗家或津液素亏者，应佐以滋阴益气药，只宜辛凉法，不宜辛温法。

（5）夏季天气炎热，宜辛凉法，不宜辛温法，宜轻剂。

（6）发汗以汗出邪祛为度，不宜过汗、久服。

第二节　吐　法

凡是能通过催吐方法排出痰热、宿食、毒物和病邪而达到治病目的的方药称为催吐药，这种治法称为催吐法或吐法。

秦汉时期《神农本草经》收载了具有催吐作用的瓜蒂、藜芦、常山、食盐等催吐药。《伤寒论》《金匮要略》不但记载了有关吐法的方剂，还对其适应证、禁忌证进行了详细的记载。葛洪《肘后备急方》用盐汤催吐治霍乱心腹胀痛，烦满短气。许叔微《普济本事方》用稀涎散治中风痰阻，并说："卒暴涎生，声如引锯，牙关紧急，气闭不行，汤药不能入，命在须臾，执以无吐法，可乎?"这说明了吐法在当时的重要地位。金元四大家也都善用吐法，如刘完素用独圣散治小儿惊痫痰涎壅盛者、李东垣用瓜蒂散治癫痫等。金元四大家中对吐法运用最广者当属张子和，其《儒门事亲》立专篇论述吐法，有人统计该书"十形三疗门"139 个医案中下、吐法兼用者占 40%，单用吐法者占 30%，汗、吐、下三法并用者占 5%。吐法会给患者带来许多痛苦，而现在又有洗胃和吸痰之术，故现代吐法的应用价值和应用范围很小，但它对于某些急症还是很有应用价值的。

一、吐法的适应证

（1）痰涎阻塞咽喉，呼吸困难者。
（2）热闭胸膈，内窍不宣者。
（3）食物、痰饮停滞胃脘，懊侬欲吐者。
（4）误食毒物，尚在胃中者。

二、吐法的应用

（一）盐汤探吐方

饱和食盐溶液 2~3 碗（300~500 ml），一次饮服，服后用鹅毛或手指探喉引吐。应用于食积。

（二）瓜蒂散

甜瓜蒂（炒黄）、赤小豆各等份，研细粉，每服1.5～3 g，用淡豆豉9 g煎汤送服。

三、吐法的作用机制

催吐药（如瓜蒂、皂角、常山、明矾、巴豆、盐汤等）主要是通过刺激胃肠黏膜感受器，兴奋延髓呕吐中枢，引起呕吐；有的药含催吐成分（如黎芦生物碱），这些成分被吸收后可直接作用于呕吐中枢，引起呕吐。

四、应用吐法的注意事项、禁忌证

当患者患有高血压、动脉粥样硬化、心脏病、动脉瘤、肺结核且有咯血倾向时禁用吐法；孕妇和身体衰弱者禁用吐法。

第三节 下 法

凡具有通便、下积、泻实、逐水作用的方药称为泻下方药，这种治法称为泻下法或下法。

下法始见于《黄帝内经》"其未满三日者，可汗而已；其满三日者，可泄而已"，此处指出病邪入里，引起阳明腑实证时应用泄法。下法的完善者应为张仲景。《伤寒杂病论》中有113条条文提出下法的适应证、禁忌证，以及对疑似证的辨析。该书还记载了泻下方31首，如三承气汤泻热结、三物白散下寒积、十枣汤下饮积、桃仁承气汤下瘀血、麻子仁丸润肠通便、大黄牡丹汤治肠痈。金元时期，刘完素治热病用凉膈散、防风通圣散等。张子和对下法理论和应用又有了较大发展，指出下法可使"陈莝去而胃肠结，瘕瘕尽而营卫昌，不补之中有真补存焉"，可"催生、下乳、磨积、逐水、破经、泄气，凡下行者，皆下法也"。明末疫病流行，吴又可提出"客邪贵乎早逐""下不嫌早""勿拘结粪"的著名见解。清代温病学家吴鞠通在《温病条辨》中立有护胃、增液、牛黄、导赤、宣白、桃仁6个承气汤类方剂，这6个方剂至今仍为临床广泛应用。中华人民共和国成立后，对下法的研究更有新的突破，下法的应用也更广泛。

一、下法的适应证

（1）急性传染性疾病［如流脑、流行性乙型脑炎（以下简称"乙脑"）、细菌性痢疾、肺炎、肠伤寒、病毒性肝炎等］的初期。

（2）蓄水证（如肠膜炎、胸腔积液、肝硬化腹水）。

（3）流行性出血热、肝性脑病、肺性脑病、多器官功能衰竭肺（功能）衰竭、挤压综合征引起的肾衰竭，慢性肾炎引起的肾衰竭。

（4）食物中毒、伤食、胆道蛔虫病等。

二、下法的应用

（一）寒下法

1. 方剂组成

选择苦寒或咸寒的泻下药及行气药配合组方（如大承气汤）。根据病证的不同，随证变动组方的药物及其用量，使其泻下作用有峻泻、轻泻和缓泻的不同，如峻泻的大承气汤（大黄19 g、厚朴15 g、枳实9 g、芒硝15 g）、轻泻的小承气汤（大黄12 g、枳实6 g、厚朴3 g）、缓泻的调胃承气汤（大黄12 g、芒硝15 g、甘草6 g）。

2. 适应证

（1）食物或药物等中毒，在胃宜吐，在肠应急泻。

（2）阳明腑实证。热性病出现腑实证时应急下，既可导热下行，又可急下存阴。可根据情况，伍用益气滋阴养血药。

（3）痢疾初期。身热腹胀、里急后重、下脓血者，可佐清热解毒药，如白头翁、马齿苋、白芍等。

（4）炎症（眼结膜炎）、脑出血、肺出血、鼻出血等。这是上病下治之法，应用时可随证加减。

3. 注意事项

寒下法属攻邪法，应掌握所用药的用量和应用范围，中病即止，不可久用、过量。

身体虚弱、气血两虚或病情较重需下的病证，宜结合病情，佐以益气养血之药，如新加黄龙汤（生地 15 g、人参 4.5 g、甘草 6 g、生大黄 9 g、芒硝 3 g、玄参 15 g、麦冬 15 g、当归 4.5 g、海参 2 条）。

孕妇、消化道出血患者、月经期妇女不宜用寒下法。

高热伤津所致便秘或老年人便秘，应佐以养血滋阴的药物，如增液承气汤（大黄 9 g、芒硝 4.5 g、玄参 30 g、麦冬 25 g、生地 25 g）。

（二）温下法

1. 方剂组成

一是选用温热的泻下药，一是用苦寒的泻下药和温热药混合组方，如三物备急丸（巴豆 30 g、大黄 30 g、干姜 30 g 研粉，蜜丸如大豆粒，每次 3~4 丸）、大黄附子汤（大黄 10 g、附子 8 g、细辛 3 g）、温脾汤（大黄 10 g、附子 8 g、干姜 4 g、党参 15 g、甘草 9 g）。

2. 适应证

一是寒邪积滞所致里寒实证；二是脾肾阳虚，水与痰浊内滞所致大便秘结、小便不利。

3. 注意事项

采用温下之法时，一要辨证准确，二要配伍精当，三要用量适中，四要合理使用。如巴豆辛热有大毒，泻下作用峻猛，对消化道黏膜有较强刺激性，非沉寒痼疾不宜用。一般多用巴豆霜，临床多作散剂、丸剂服用。

（三）润下法

1. 方剂组成

主要由滋阴润燥和含油脂较多的果仁类药物组成，如五仁丸（桃仁 9 g、杏仁 15 g、柏子仁 9 g、松子仁 6 g、郁李仁 3 g、陈皮 9 g）、麻子仁丸（麻子仁 30 g、杏仁 16 g、枳实 9 g、大黄 9 g、厚朴 9 g、白芍

15 g）、济川煎（当归 15 g、牛膝 12 g、肉苁蓉 15 g、升麻 10 g、枳壳 10 g）。

2. 适应证

津亏肠燥所致便秘，如病后、产后便秘或老年人便秘，一般人的习惯性便秘和痔疮、肛裂。

3. 注意事项

一般润下剂主要靠油脂达到润肠通便的作用，对于中气不足、肠运动无力者则应佐以补气和促进肠蠕动的药物，如大黄、番泻叶等。注意多进食纤维较多的蔬菜等，大便通后即停药，服药的时间一般以入睡前为宜，这样既能使润下药充分发挥作用，又不影响白天的工作。

（四）逐水法

1. 方剂组成

主要由苦寒攻下、通利二便的药物组成，如十枣汤（甘遂、大戟、芫花各等份，共研细粉，大枣 10 枚煎水 250 ml，纳入药粉 1 g，空腹服之）、舟车丸〔大黄 60 g、甘遂 30 g、大戟 30 g、芫花 30 g、青皮 30 g、陈皮 30 g、牵牛（头末）120 g、木香 15 g，上药为末，制水丸如梧桐子大，每服 60～70 丸，白汤下〕、疏凿饮子（泽泻 12 g、赤小豆 15 g、商陆 6 g、羌活 9 g、大腹皮 15 g、椒目 9 g、木通 12 g、秦艽 9 g、槟榔 9 g、茯苓皮 30 g）。

2. 适应证

肝硬化腹水、胸腔积液、肾病综合征引起的水肿及血吸虫引起的腹水和精神分裂症等，总之凡属邪实正气未虚的水肿胀满、胸腹积水、痰饮结聚、喘满壅实证均可使用。

3. 注意事项

本类药物多具有毒性，故要充分注意其炮制、配伍、剂量、使用方法及禁忌证等，以便确保用药安全。

（五）驱虫法

本法虽不属攻下法，但属"攻下"范畴。因为驱除肠道寄生虫时，一般都联合应用杀虫与驱虫药，故将其列入下法。

1. 方剂组成

根据病情的轻重缓急和年龄的不同，分别伍用益气健脾、泻下导滞的药物，如化虫丸（鹤虱9 g、苦楝皮18 g、槟榔15 g、芜荑9 g、枯矾9 g、使君子15 g，共研细粉，水泛为丸）、乌梅丸（乌梅300枚、细辛84 g、干姜140 g、黄连244 g、当归56 g、附子84 g、蜀椒56 g、桂枝84 g、人参84 g、黄柏84 g，以上10味研粉，乌梅以苦酒渍一宿，去核，蒸于米饭下，饭熟捣成泥，和药令相得，纳入臼中捣烂，加适量蜜为丸如梧桐子大，空腹服10～20丸，一日3次）、肥儿丸（神曲30 g、黄连30 g、肉豆蔻150 g、使君子150 g、麦芽150 g、槟榔2枚，共研细粉，以猪胆汁为丸，如粟米大，每服30丸，空腹白开水送服）。

2. 适应证

蛔虫病。乌梅丸对胆道蛔虫症有较好疗效。肥儿丸除可用于小儿蛔虫病外，亦可用于小儿消化不良。

3. 注意事项

中药直接杀虫的作用较弱，且丸剂性缓，故出现蛔厥证时，应以汤剂治疗并增加药量，且要密切观察病情，必要时采用中西医结合的方法治疗。

三、下法的作用机制

（一）增强肠蠕动

具有泻下作用的药物，一般都含有某种或多种刺激肠道平滑肌、增强肠蠕动的成分，如大黄含20余种泻下成分（其中以番泻苷类泻下作用最强）、番泻叶含番泻苷、火麻仁含脂肪油、芒硝含硫酸钠、巴豆含巴豆油、黑丑含牵牛子苷、芫花含芫花黄碱素、大戟及甘遂含树脂类物质。这些泻下物质有的通过刺激肠道黏膜，使肠壁充血、分泌增加，从而发挥泻下作用；有的直接刺激肠道平滑肌，通过增强肠蠕动而发挥泻下作用；有的通过吸附水分，增加肠容积，进而促进肠蠕动而发挥泻下作用。

药物不同，对肠道的作用部位亦不同，如大黄主要影响大肠，芫花、黑丑、巴豆等主要影响小肠。因为中医多用复方，故其作用也随组方药物之不同而发生变化。

（二）清肠攻毒

某些具有泻下作用的药物具有消炎解毒作用。通过泻下可直接排出肠内腐败食物、气体、细菌、毒素、渗出物等，减轻这些物质引起的胃肠道症状，正如明代吴又可所说"承气本为逐邪而设，非专为结粪而设""但得秽恶一去，邪毒从此而消"。

（三）保肝利胆

大黄具有保肝利胆的作用，主要通过增加肝细胞内糖原和核糖核酸的含量、增进肝细胞代谢以消炎及抑制肝炎病毒。番泻叶、芫花、巴豆能促进胆汁分泌，芒硝、元明粉能促进胆囊收缩，大黄、番泻叶可松弛奥狄氏括约肌。

（四）保肾利尿

以大黄为主的温脾汤，具有改善肾功能、调节胆固醇代谢紊乱、抑制尿素氮生成等作用。南京军区南京总医院研究证明，大黄确有改善肾功能的作用。

（五）改善呼吸功能

泻下药物的这一作用主要通过减轻肺脏负荷、减少肠源性内毒素生成和吸收、调节自主神经功能紊乱来实现。

（六）调整血液分布，改善微循环

一般泻下药都能改善肠道的血液循环，增加腹腔器官的血流灌注，间接起到抑制上部器官组织的充血、出血，从而具有降血压和降低颅内压等作用。

第四节 和 法

"和"含有调整之意，凡以和解表里，调整脏腑、阴阳之盛衰，缓和急迫症状为主要功用的治疗方法，统称和法。和法又包括3种治法：①和解表里法；②调理肝脾（胃）法；③调理脾胃法。

《伤寒论》明确提出了和法，如用桂枝汤来滋阴和阳、调和营卫、解肌发汗，以小柴胡汤为和解少阳之主方。南宋时期成无己在《伤寒明理论》中说："伤寒邪气在表者，必渍形以为汗；邪气在里者，必荡涤以为利；其于不外不内，半表半里，既非发汗之所宜，又非吐下之所对，是当和解可矣。小柴胡为和解表里之剂也。"清代温病学家用蒿芩清胆汤治疗湿热之邪留恋三焦胸膈，也寓和解之意。总之，和法应用范围很广。很多疾病引起的代谢紊乱及功能失调导致的诸多症状，非寒、热、攻、补所宜，只能用和法来调整阴阳气血的平衡而治之。

一、和法的适应证

（1）感染性疾病：流行性感冒、胆道感染、疟疾、肺炎、胸膜炎、肝炎等。

（2）慢性胃炎：自主神经功能紊乱、低热、肋间神经痛。

（3）胃肠道功能紊乱、经前期综合征等。

二、和法的应用

（一）和解表里法

适应证：慢性肝胆疾病，属中医的半表半里证。主症见寒热往来、口苦咽干、恶心呕吐、食纳欠佳、脉弦等。

代表方：小柴胡汤（柴胡12 g、黄芩15 g、党参12 g、半夏9 g、甘草8 g、生姜3 g、大枣6枚）。

（二）调理肝脾（胃）法

适应证：情志不舒、肝气郁结引起的一些病证。主症见情志抑郁、心烦意乱、肝区隐痛、食减腹胀、月经不调、痛经、乳胀等。

代表方：逍遥散（柴胡9 g、当归9 g、白芍10 g、白术9 g、茯苓9 g、甘草6 g、生姜3 g、薄荷2 g）。

（三）调和脾胃法

适应证：脾胃升降失常、肝脾不和所致病证。主症见胸脘痞闷、烦热呕逆、胃脘隐痛、腹痛腹泻等症。

代表方：半夏泻心汤（半夏9g、黄芩9g、干姜3g、人参3g、炙甘草3g、黄连3g、人枣5枚）、四逆散（柴胡9g、白芍9g、枳实6g、甘草3g）。

三、和法的作用机制

（一）解热消炎

柴胡能通过调节体温调节中枢而降温。柴胡中的皂苷、挥发油、黄酮类具有消炎作用，其作用机制和促进肾上腺皮质分泌激素、抑制炎症介质生成和释放有关。配伍其他药物（如大黄6g、黄芩15g、人参9g、白芍15g、甘草6g等），可使柴胡的抗菌消炎解热作用增强。

（二）抑制病原微生物

实验研究证明，小柴胡汤能抑制流行性感冒病毒、结核杆菌、金黄色葡萄球菌、甲型溶血性链球菌、乙型溶血性链球菌；青蒿能抑制伤寒杆菌、钩端螺旋体、流行性感冒病毒等；青蒿素对疟疾有较好疗效。

（三）保肝利胆

柴胡制剂有抑制肝脏间质性炎症、保护肝细胞超微结构、提高肝细胞有关代谢酶的活性、稳定肝细胞膜、加速肝对胆固醇的处理等作用，其利胆作用主要是通过松弛奥狄氏括约肌，促进胆汁、胰液的排泄来实现的。

（四）调整肠道功能

柴胡制剂能对抗乙酰胆碱M－受体，直接抑制肠道平滑肌收缩，降低家兔离体肠管自发蠕动频率和蠕动幅度。

（五）调整神经功能

柴胡皂苷能抑制胆碱酯酶活性、减少乙酰胆碱分解，这对调整中枢神经活动及对抗交感神经兴奋增强引起的全身不适反应似有一定的生理意义。

柴胡制剂及和法所用药物的药理作用很多，如其还具有解痉、镇痛、调整免疫功能等作用，此处不再一一介绍。

四、应用和法的注意事项

（1）少阳证见于许多急慢性疾病，因此处方用药应随证加减，如用小柴胡汤加茵陈蒿汤治疗急性黄疸型肝炎、用小柴胡汤加达原饮治疗疟疾、用小柴胡汤加逍遥散治疗慢性肝炎、用小柴胡汤加白虎汤治疗流行性感冒。

（2）肝脾不和证见于慢性胃肠疾病，虽然病证相同，但病因多异，故临床治疗时应辨证审因、病证结合。如治疗肝郁脾虚所致月经不调、痛经，方用逍遥散加减；治疗肝胃不和所致胃肠功能紊乱，方用香砂六君子汤加减；治疗脾肾阳虚所致肠功能紊乱，方用四君子汤合四神丸或痛泻要方加减；治疗慢性胃炎所致肝胃症状，方用半夏泻心汤合四君子汤加减；治疗胃溃疡证属脾胃虚寒者，方用黄芪建中汤合舒肝和胃散加减。

第五节　温　　法

温法就是用有温经祛寒、温脏回阳等作用的药物来振奋阳气、祛除寒邪而达到回阳救脱、治疗寒性病证等目的的一种治法。

温法最早见于《黄帝内经》，如《素问·至真要大论》说"寒淫于内，治以甘温""寒淫所胜，平以辛热"。宋代朱肱创制了温里方剂霹雳散、附子散。元代王好古深感阴证"害人尤速"，在总结前人经验的基础上，经过潜心研究，创制出不少温里新方，如返阴丹、回阳丹、火焰散、正阳散、附子散、白术散、肉桂散等，这些方剂均注重温养脾肾之阳。明代张景岳提出"气不足便是寒"的论点，善在肉桂、附子、干姜等阳刚药中加入人参、熟地、甘草等甘柔之品，意在使阳生阴长、生化无穷。以后高斗魁、张璐等对温法的应用又有所发展。中华人民共和国成立后温法得到了发展和更广泛的应用。

一、温法的适应证

（1）寒邪直中三阴证（手少阴心、手太阴肺、手厥阴心包，足少阴肾、足太阴脾、足厥阴肝）。

（2）感染性疾病属热证者所致脱证、心源性休克等。

（3）风湿性关节炎、大动脉炎、慢性肾衰竭、心力衰竭等。

二、温法的应用

（一）温阳救脱法

适应证：热深厥深，阳气将脱的病证（如心源性休克和各种病因引起的虚脱等）。主症见四肢厥冷、恶寒汗出、精神淡漠、脉沉细或沉伏。

代表方：独参汤、四逆汤（附子10 g、干姜9 g、甘草6 g）、参附汤（人参10 g、附子10 g）、参附注射液（人参、附子、丹参按1:2:3比例配成注射液）。

（二）温中祛寒法

适应证：脾胃虚寒和寒邪内伤所致胃肠疾病（如慢性胃炎，胃、十二指肠溃疡和不洁食物所致急性胃肠炎）。症见神疲体倦、食谷不化、嗳气吞酸、腹泻腹痛、恶心呕吐，或胃脘隐痛、纳呆嗳气、喜热恶寒、脘胀肠鸣、大便溏泄等。

代表方：附子理中汤（附子6 g、人参6 g、干姜9 g、炙甘草6 g、白芍10 g）、吴茱萸汤（吴茱萸9 g、人参6 g、生姜9 g、大枣4枚）、黄芪建中汤（黄芪15 g、党参15 g、桂枝6 g、白芍15 g、生姜6 g、大枣5枚、饴糖30 g）。

（三）温经散寒法

适应证：寒邪内犯经络，气血凝滞，经脉不畅所致诸多病证（如血栓性脉管炎、冠心病、关节炎等）。

代表方：黄芪桂枝五物汤（黄芪20 g、桂枝8 g、白芍15 g、生姜9 g、大枣5枚）、温经汤（吴茱萸9 g、当归10 g、白芍15 g、川芎15 g、党参 10 g、桂枝 8 g、阿胶 9 g、丹皮 9 g、生姜 3 g、炙甘草 3 g、半夏 9 g、麦冬 9 g）、当归四逆汤（当归 12 g、桂枝 9 g、白芍 9 g、细辛 9 g、甘草 6 g、通草 6 g、大枣 9 枚）。

三、温法的作用机制

（一）对心血管系统的作用

（1）扩张冠状动脉、增加心肌血流灌注量。肉桂、细辛、荜茇等有扩张冠状动脉、增加心肌血流灌注量的作用；参附汤、四逆汤也具有以上作用，并有缩小心肌缺血范围的作用，可减少心肌耗氧量，抑制组织缺氧引起的乳酸增加，从而保护心肌。

（2）强心。从附子中提取的消旋去甲基乌药碱有强烈的强心作用。其作用机制：一是直接作用于心肌，兴奋神经节，提高心肌收缩能力；二是兴奋心肌细胞 β-肾上腺素能受体，开放细胞膜通道，加速钙离子内流，促进肌质网贮存的钙离子释放，使细胞内钙离子浓度增加，产生正性肌力效应。

（3）扩张外周血管，治疗心动过缓所致心律不齐。临床研究发现，附子、肉桂、细辛、干姜能使窦房传导阻滞及部分房室传导阻滞消失或减轻，缩短希氏束电图 A-H 间期，缩短窦房传导时间、窦房结恢复时间，提高窦房结启搏频率，加快房室结部位传导等。

（二）对能量代谢的作用

增加组织血流灌注，促进氧的供给，增强神经、体液对代谢的调节作用。

（三）对消化系统的作用

温法对消化系统具有以下作用。①调节自主神经功能，具有类似阿托品样阻断 M-胆碱系统的作用，可产生拟交感效应。②改善胃肠道血液循环。③调节胃肠运动功能。④健胃，增加胃酸分泌，增强黏膜屏障功能，抑制胃酸侵蚀损伤，增加黏膜血流量，改善上皮细胞营养，从而抵御有害刺激损伤。研究证明辣椒、生姜确有此作用。

（四）对神经系统的作用

对于神经系统，温法有以下作用。①增加脑血流灌注。②增强脑组织代谢。温性药多能促进增强脑细胞活性的 ATP 的生成。如附子能促进大脑灰、白质代谢过程，加速大脑神经细胞葡萄糖氧化产能，增加脑耗氧量。③提高脑内单胺类神经递质水平。如附子、肉桂、干姜，对利血平化动物下丘脑的去甲肾上腺素、纹状体的多巴胺、脑干的 5－羟色胺的释放有不同程度的促进作用，这些递质通过受体可使 CAMP 量增加，进一步影响脑细胞的活动。④经味觉、嗅觉等反射性地引起中枢兴奋。

四、应用温法的注意事项

（1）温法适用于寒证。寒证病因、临床表现不同，故在辨证论治的基础上还应根据病证加减。如对于热深厥深证，应加清热降温和滋阴药。对于脏腑功能衰竭，应加益气养血、扶正固本药。治疗寒痹则应加祛风活络通脉药。治疗水邪内蓄证应加补肾健脾、活血利水药。

（2）阴虚内热，素有咯血、吐血、大便下血、鼻衄、口鼻干燥等表现者，宜慎用。真热假寒证，则应禁用温法。

（3）温阳药多性辛热，易耗伤津液，一般宜配伍养阴补血药同用，阴阳两虚患者不宜单独应用。

第六节　清　　法

清法可以分为两大类，一是清热解毒法（包括清气解热法、清热解毒法、清脏腑热法），二是凉血养阴法（包括清营凉血法、滋阴清热法）。前者主用清热解毒药，后者主用清热凉血药，两者不论是在组方方面还是临床应用方面都既有相同之处又有不同之处。

清热解毒法主要由具有泻火解毒、清热抗菌作用的药物组成，其立法依据是《素问·至真要大论》"热者寒之"及《神农本草经》"疗热以寒药"。

《神农本草经》记载的寒凉药有 127 种，占所载药物总数的 35.6%。张仲景《伤寒论》记载了不少治疗热性病的方剂，这些方剂至今仍广为应用，如白虎汤、栀子豉汤、葛根芩连汤、白头翁汤等。宋代钱乙首将五脏辨证法用于治疗脏腑热证，如分别用导赤散、泻黄散、泻青丸、泻白散治心、脾、肝、肺四脏热证。金元时期刘完素提出"六气皆从火化""六经传受，由浅至深，皆是热证"的论点，善用双解散、凉膈散、防风通圣散宣解郁结之沸热。清代温病学说有了较大发展，创立了很多疗效卓著的名方，大黄泻火解毒的特殊功效被发现和应用。余师愚用清瘟败毒饮为主方治疗温热疫毒，主张用大量石膏直清阳明。中华人民共和国成立后清热解毒法得到深入的研究和广泛应用。

清热解毒法的适应证：①传染性疾病，如乙脑、流脑、白喉、钩端螺旋体病、疟疾、传染性肝炎、麻疹初期、流行性腮腺炎、急性肺炎、肺脓疡、胆道感染、尿路感染；②变态反应性疾病，如急性风湿热、急性肾炎、过敏性皮炎、系统性红斑狼疮；③肿瘤、烧伤、血栓闭塞性脉管炎等。

凉血养阴法之理源于《素问·至真要大论》"热者寒之"。《素问·五常政大论》说："治温以清。"凉血养阴法主要为温病邪陷营血所设，其方药如葛洪《肘后备急方》所载治发斑的黑膏，唐代孙思邈《备急千金要方》所载治疗温邪入犯营血证的犀角地黄汤（此方被后世称为清营凉血的代表方剂）。明代戴原礼提出，阳邪扰血，"妄行于上则吐衄，衰涸于外则虚劳，妄返于下则便红，稍血热则膀胱癃闭……阴虚阳搏则为崩中"，从理论上阐述了清营凉血法的广泛应用。清代叶天士创立卫气营血辨证，提出温邪初入营分，须透营转气，既入血分，直须凉血散血的独特见解。中华人民共和国成立后，此法得到广泛应用，并得到新的发展。

一、清法的适应证

（1）流行性传染病，如流脑、流行性感冒、肺炎等。

（2）出血性疾病，如血小板减少性紫癜、过敏性紫癜、败血症、急性白血病。

（3）烧伤，红斑皮炎类皮肤病，各种血管炎、化脓性炎症等。

二、清法的应用

（一）清气解热法

适应证：温疫之邪，内犯气分所致病证，如流行性感冒、流脑、乙脑等。此类病证症见高热谵语、大汗淋漓、口渴喜饮、面红目赤、脉洪大等。

代表方：白虎汤（生石膏30g、知母15g、粳米10g、甘草8g）、化斑汤（生石膏30g、知母15g、水牛角9g、玄参15g、粳米10g、生甘草3g）。

（二）清热解毒法

适应证：温毒邪毒引起的疔、疖、疮、痈等病证。此类病证症见高热烦躁、口糜咽痛，或局部红、肿、热、痛等。

代表方：五味消毒饮（金银花15g、野菊花15g、蒲公英15g、紫花地丁30g、紫背天葵10g）、黄连解毒汤（黄连9g、黄芩9g、黄柏9g、栀子9g）、普济消毒饮（黄芩9g、黄连6g、连翘9g、玄参12g、板蓝根15g、马勃3g、牛蒡子9g、僵蚕9g、升麻3g、柴胡3g、陈皮6g、桔梗6g、甘草3g、薄荷3g）。

（三）清脏腑热法

适应证：邪毒内犯脏腑所致热证，如大叶性肺炎、急性肝胆病、阑尾炎、细菌性痢疾等。

代表方：治疗肺炎用大柴胡汤合千金苇茎汤加减（柴胡15g、黄芩15g、大黄10g、半夏9g、枳实9g、苇茎40g、薏苡仁30g、冬瓜子20g、桃仁9g、知母15g、金银花15g、板蓝根15g）；治疗急性黄疸型肝炎用龙胆泻肝汤合茵陈蒿汤加减（茵陈30g、栀子10g、大黄10g、龙胆草12g、黄芩10g、木通6g、车前草15g、柴胡10g、甘草4g、生地9g、泽泻10g）；治疗阑尾炎用大黄牡丹汤合薏苡附子败酱散加减（大黄10g、丹皮10g、桃仁10g、冬瓜仁15g、芒硝10g、薏苡仁30g、败酱草 15 g、蒲公英 15 g、红藤 15 g）；治疗细菌性痢疾用白头翁汤合葛根芩连汤加减（白头翁 10 g、秦皮 10 g、黄柏 6 g、黄连 6 g、黄芩 15 g、炙甘草 6 g、葛根 10 g、白芍 15 g）。

（四）清营凉血法

适应证：邪毒内陷营血所致病证。此类病证症见高热神昏、烦躁谵语、鼻衄、发斑等。

代表方：清营汤（水牛角 9 g、生地 15 g、玄参 10 g、竹叶心 3 g、金银花 15 g、连翘 15 g、黄连 4 g、丹参 10 g、麦冬 15 g）、安宫牛黄丸（散）、紫雪丹（散）。

（五）滋阴清热法

适应证：阴虚所致内热证，如结核病、热性病后期余邪未尽所致低热及慢性肝胆病等。

代表方：秦艽鳖甲散（柴胡 30 g、鳖甲 30 g、地骨皮 30 g、秦艽 15 g、当归 15 g、知母 15 g，上药共研细粉，每次 15 g，加青蒿 9 g、乌梅 1 枚，加水煎 140 ml，睡前服）、当归六黄汤（当归 9 g、生地 9 g、熟地 9 g、黄芩 10 g、黄连 6 g、黄柏 6 g、黄芪 15 g）。

三、清法的作用机制

（一）清热解毒法

（1）抗病毒。如贯众、蚤休、金银花、连翘、鱼腥草、苦参、蒲公英、知母、大青叶、板蓝根、黄芩等对常见的引起呼吸道感染的病毒有灭活或抑制作用；空心莲子草、贯众、大青叶、板蓝根等对乙脑病毒有抑制作用；黄柏、虎杖、败酱草、黄芩、大青叶、板蓝根等有抑制乙肝表面抗原等作用。

（2）抗菌。如黄连、黄柏、白头翁对志贺菌属、大肠杆菌等多种肠道致病菌有较强的抑制作用；连翘、蒲公英、鱼腥草对金黄色葡萄球菌有较强的抑制作用；知母、黄芩、黄连、鱼腥草、金银花、青蒿、野菊花有抑制结核杆菌的作用。以上这些药，部分有抑制真菌的作用。

（3）抗肿瘤。如野百合、冬凌草、长春花、美登木、三尖杉、龙葵、青黛、喜树等具有抗肿瘤作用；白花蛇舌草可抑制腹水型恶性肿瘤、吉田肉瘤、白血病细胞；金银花可抑制肉瘤、腹水型恶性肿瘤；蚤休可抑制肝癌、肉瘤；肿节风、青黛、三尖杉可抑制白血病细胞；半枝莲可抑制肉瘤；冬凌草对肝癌有一定疗效。

（4）解毒作用：①直接破坏和中和内毒素；②增强单核巨噬细胞系统活力，吞噬内毒素。

（5）解热作用：①抑制产热有关物质的产生；②调节自主神经功能；③调节代谢紊乱；④调节垂体－肾上腺皮质系统功能。

（6）清热解毒药尚有护肝利胆、调节胃肠功能、止血、镇咳等作用。

（二）凉血养阴法

（1）抗菌，抑毒。如紫草、赤芍、丹参、丹皮能抑制金黄色葡萄球菌、副伤寒杆菌、志贺菌属、白喉杆菌；赤芍、丹参对乙肝表面抗原有抑制作用。

（2）解热，消炎。如犀角（水牛角代）、紫草、赤芍、丹皮有解热作用。清热凉血药对由细菌、病毒感染或变态反应引起的血管炎及药物、化学物质、辐射引起的皮肤及黏膜炎症有一定的治疗作用，可初步认为此作用与清营凉血药促进皮质激素分泌和抑制组织胺引起的血管通透性增加有关。

（3）扩张冠状动脉，强心。清热凉血药可扩张外周血管，减轻心脏负荷，改善代谢，保护心脏功能，增加心输出量，调节心律等。

（4）镇静，抗惊。清热凉血药可加强中枢保护性抑制过程，减少代谢紊乱、高热、中毒及脑缺氧所致损伤，有利于抑制脑水肿，恢复神志。

（5）减轻毛细血管中毒，防治弥散性血管内凝血。实验证明，紫草、水牛角、生地能缩短出血时间；阿胶、水牛角含钙质，能使毛细血管致密；槐花、玄参、侧柏叶能促进细胞间黏合质形成，降低血管脆性；水牛角、阿胶、生地能增加血小板；赤芍、丹皮能抑制血栓素 A_2 形成，抑制血小板聚集；侧柏叶、槐花、丹皮、赤芍有抗纤溶作用。

五、应用清法的注意事项

（1）清法所用药多苦寒，易伤脾胃，不宜久服。对于素脾胃虚弱或需久服者，应加护脾健胃药。

（2）真寒假热证者不宜用清法。

（3）热证夹湿者，如中暑或夏天之外感证，应在用清法时配伍化湿利湿药。

（4）产后低热者不宜用清法。

（5）用清法治疗急证而体健者时，药量宜大，甚至一日可用 2 剂，因为非重剂不能克制邪毒。

第七节　消　　法

消法是临床常用的一种治法，包括消食导滞法、理气开郁法、活血化瘀法和祛痰散结法，四法都具有消积散结的作用，但也各具有其特性，现将四者之作用概言如下。

消食导滞法，具有促进消化、增进食欲、消积化滞作用，理出于《素问·至真要大论》"结者散之""坚者削之"。宋代严用和《济生方》设"宿食门"，对饮食停积的病因、证候及变证等做了较详细的论述，如"善摄生者，谨于和调，使一饮一食，入于胃中，随消随化，则无滞留之患。若禀受怯弱，饥饱失时，或过餐五味、鱼腥、乳酪，强食生冷果菜，停蓄胃脘，遂成宿滞，轻则吞酸呕恶，胸满噫噎，或泄或利；久则积聚，结成癥瘕，面黄羸瘦，此皆宿食不消而生病焉，大率才有停滞，当量人虚实，速宜克化之，不可后时，弄成沉疴也"。用于消食导滞的药物，最早见于《神农本草经》。用于消食导滞的方剂，从唐代孙思邈《备急千金要方》和宋代《太平惠民和剂局方》逐渐增多并日趋完善，如消食丸、消食断下丸、养脾丸、和胃丸等。元代朱丹溪为治"食郁"创制的越鞠丸、保和丸等，至今仍广为应用。

理气开郁法，具有行气解郁、疏通气机、降气平逆、调节脏腑功能的作用，理出于《黄帝内经》，如《素问·至真要大论》言"结者散之""逸者行之""高者抑之"。此法的作用主要为。《黄帝内经》还记载了气郁、气逆、气乱的证候，但未记载治疗这些病证的方剂。张仲景《伤寒论》始创制四逆散治疗阳气内郁之证。宋代《太平惠民和剂局方》记载了很多理气开郁的方剂，如小乌沉汤、乌药顺气汤、木香槟榔丸等。元代朱丹溪认为疾病多由气血痰郁所致，"气血冲和，百病不生，一有怫郁，诸病生焉"，创通治诸郁的越鞠丸。明代张景岳明确提出理气开郁为主的治则，并创制了解肝煎、化肝煎、柴胡疏肝散等方剂。

活血化瘀法，具有消散瘀血、疏通经络的作用，理出于《黄帝内经》，如《素问·玉机真脏论》云"脉道不通，气不往来"，《素问·调经论》云"血气不和，百病乃变化而生"，《素问·阴阳应象大论》云"疏其血气，令其条达，而致和平""血实者，宜决之"。汉代张仲景《伤寒杂病论》首次提出"瘀血"病名，创制了桃仁承气汤、抵当汤、桂枝茯苓丸、鳖甲煎丸、大黄䗪虫丸等11首治疗瘀血的方剂。明代王肯堂在《证治准绳》中专门增补了蓄血专篇，说"人饮食起居一失其宜，皆能使血瘀滞不行，故百病由污血者多，而医书分门类，症有七气而无蓄血，予故增著之"。清代王清任强调治病应明气血，著专论血瘀证的著作——《医林改错》，创活血化瘀为主的方剂30首。晚清时期唐容川著《血证论》，阐述了出血和瘀血的关系，主张活血以止血、祛瘀以生新。中华人民共和国成立后活血化瘀法得到了广泛应用和深入研究，其应用范围不断扩大。

祛痰散结法，具有化痰消积、软坚散结的作用，始见于张仲景《伤寒杂病论》，该书提出了痰饮所致病证和治痰为主的方剂（如小半夏汤、瓜蒌薤白白酒汤、半夏干姜汤等）。唐宋时期医家对痰证辨证有较大发展，《圣济总录》说："三焦气涩，脉道闭塞，则水饮停滞，不得宣行，聚成痰饮，为病多端。"金元时期医家结合自身的经验，提出了各自独特的理论。如张子和用化痰开窍法治疗痰蒙心窍所致惊痫谵狂；朱丹溪认为"痰之为物，随气升降，无处不到"，中风、头痛、腹痛、淋浊、疝瘕、带下、不孕都因痰作祟，可用祛痰法治之。金元时期医家在用药方面也颇有发挥，指出"风痰病，必用风痰药……痰在胁下，非白芥子不能达；痰在皮里膜外，非姜汁、竹沥不可导达；痰在四肢，非竹沥不开；痰结核在咽喉中……用化痰药加咸药软坚之味"。元代王隐君对"顽痰怪症"有进一步研究，提出"内外为病百端，皆痰所致"。之后的医家又有发挥，如宋代严用和主张治痰以"理气为先"，元代朱丹溪提出"治痰法，实脾土，燥脾湿，是治其本"，明代王节斋提出"痰之本，水也，原于肾"之说，张景岳提出培补脾肾以杜绝生痰之源的理论。中华人民共和国成立后，祛痰散结法得到了广泛应用，其应用范围不断扩大。

一、消法的适应证

上述四法各具独特作用，其适应证也各不相同，故临证时应根据病因病机、证候选择相应的治法。如消食导滞法可用于慢性胃炎、胃肠功能紊乱、消化功能不良、胃结石等消化系统疾病；理气开郁法可用于慢性胃肠炎、慢性肝炎、慢性胆囊炎、神经官能症、痛经、乳腺增生症、肋间神经痛等疾病；活血化瘀法可用于心脑血管病、宫外孕、胶原病、肿瘤、纤维增生及某些慢性疾病等；祛痰散结法可用于乳腺结节、甲状腺结节、淋巴结增生、恶性肿瘤等。

二、消法的应用

消法虽说主要有以上 4 种，但临床应用时却有更丰富多样的变化和组合，以适应临床纷繁复杂的病证，具体说明如下。

（一）消食导滞法

适应证：饮食不节，脾胃升降失和所致诸疾，但由于致病之因不同，选方用药亦有区别。

代表方：对于饮食失节，贪食肥膏，量多难化所致食积，用保和丸（山楂 10 g、神曲 10 g、法半夏 6 g、茯苓 9 g、陈皮 9 g、连翘 6 g、莱菔子 15 g、麦芽 9 g）；对于脾胃功能减退，升降失和所致消化不良、食滞纳呆，用健脾丸（党参 12 g、炒白术 10 g、茯苓 10 g、甘草 6 g、木香

6 g、砂仁 6 g、陈皮 9 g、山楂 8 g、麦芽 8 g、神曲 8 g、山药 9 g、肉豆蔻 6 g、黄连 4 g）。

（二）消痰化饮法

本法适用于部分呼吸系统疾病和神经系统疾病，临床具体应用时，根据病证可衍变成以下 6 种方法。

1. 燥湿化痰法

适应证：痰湿型慢性气管炎。症见咳嗽多痰、痰色白且呈泡沫状、腹胀、便溏、舌质淡胖且有齿痕、苔白腻、脉缓滑。

代表方：二陈汤（半夏 9 g、陈皮 8 g、茯苓 9 g、炙甘草 4 g）。

2. 润肺化痰法

适应证：一般支气管炎。主症见咽干舌燥、干咳少痰、声音嘶哑、舌红、苔白欠津、脉弦涩。

代表方：润肺散（知母 10 g、川贝母 9 g、茯苓 10 g、麦冬 15 g、橘红 6 g、桔梗 8 g、天花粉 10 g、生地 8 g、甘草 6 g）。

3. 清热化痰法

适应证：急性气管炎及慢性气管炎急性发作。主症见身热咳剧、痰黄稠、头痛、恶寒、舌质红、苔薄黄，脉浮数。

代表方：清气化痰丸（黄芩 15 g、胆南星 6 g、瓜蒌 15 g、陈皮 9 g、半夏 8 g、杏仁 9 g、枳实 6 g）。

4. 熄风化痰法

适应证：神经和精神系统的某些疾病，如癫痫、精神分裂症、癔症等。

代表方：定痫丸（天麻 10 g、贝母 6 g、胆南星 8 g、法半夏 9 g、陈皮 9 g、茯苓 9 g、丹参 10 g、麦冬 9 g、石菖蒲 15 g、全蝎 6 g、僵蚕 9 g、琥珀 2 g、竹沥 30 g、姜汁 10 g、甘草 6 g）、礞石滚痰丸（青礞石 10 g、沉香 4 g、大黄 9 g、黄芩 15 g）。

5. 开窍除痰法

适应证：脑血管疾病，如脑出血、脑血栓。

代表方：半夏白术天麻汤加减（法半夏 10 g、天麻 10 g、茯苓 10 g、橘红 10 g、白术 15 g、甘草 6 g、石菖蒲 15 g、黄芪 15 g、丹参 15 g、葛根 15 g 等)、安宫牛黄丸、《局方》至宝丹、万氏牛黄清心丸。

6. 化痰软坚

适应证：瘰疬、瘿瘤，如单纯的甲状腺瘤、淋巴结结核等。

代表方：瘰疬内消丸（玄参 15 g、川贝母 9 g、牡蛎 15 g、夏枯草 15 g）、消瘿气瘰丸（夏枯草 5 g、海藻 10 g、昆布 10 g、海螵蛸 15 g、枳壳 9 g、玄参 15 g、海胆 6 g、陈皮 9 g、黄芩 15 g）。

（三）消水散肿法

此法适用于气不化水、水饮外溢所致水肿，常见于由脏腑功能障碍、水液代谢失调所引起的病证，临床具体应用时，根据病证可衍变成以下 4 种方法。

1. 利水通淋法

适应证：尿路感染及前列腺炎和结石症。症见少腹胀满、尿频、尿急、尿痛、尿赤黄、腰酸等。

代表方：八正散（车前子 15 g、木通 6 g、瞿麦 12 g、萹蓄 12 g、滑石 15 g、甘草 6 g、栀子 8 g、大黄 6 g）。

2. 利水退肿法

适应证：心、肾功能不全和肝硬化引起的水肿。

代表方：五皮饮（茯苓皮 15 g、桑白皮 12 g、陈皮 9 g、生姜皮 10 g、大腹皮 10 g）、五苓散（茯苓 15 g、猪苓 15 g、泽泻 12 g、白术 15 g、桂枝 8 g）、真武汤（附子 10 g、白术 15 g、茯苓 15 g、白芍 15 g、生姜 9 g）、防己黄芪汤（防己 15 g、黄芪 20 g、白术 15 g、炙甘草 6 g、生姜 9 g、大枣 5 枚）。

3. 清热利湿法

适应证：湿热证，如急性黄疸型肝炎。

代表方：茵陈蒿汤（茵陈 15 g、栀子 8 g、大黄 8 g）、四黄汤（大黄 8 g、黄柏 15 g、黄连 6 g、黄芩 15 g、茵陈 15 g、栀子 8 g）。

4. 温阳行水法

适应证：心、肾功能不全引起的水肿。

代表方：实脾饮（厚朴 10 g、白术 15 g、木瓜 6 g、木香 6 g、茯苓 15 g、草果仁 6 g、大腹皮 15 g、附子 8 g、干姜 5 g、甘草 6 g）、温脾汤（大黄 10 g、人参 6 g、甘草 6 g、附子 8 g、干姜 6 g）、理中丸（人参 9 g、白术 15 g、干姜 9 g、炙甘草 6 g）、真武汤（茯苓 9 g、白芍 9 g、白术 6 g、生姜 9 g、炮附子 5 g）。

（四）理气活血法

目前活血化瘀法的应用非常广泛，对其机制的研究也很深入，有关内容亦有专章介绍，这里只介绍部分有关消法的内容。中医认为，气为血帅，血为气母，血无气不行，气无血不生，气血相互为用、互为依存，故此处将气与血的有关内容结合在一起论述，但重点是论活血消肿法。

1. 理气活血法

适用于中焦瘀血证。根据脉症，本证又分为胃脘瘀血证和腹部瘀血证，具体辨证施治如下。

（1）胃脘瘀血证。主症：胃脘刺痛，痛有定处，喜暖恶凉，反酸嘈杂，纳食减少，苔白腻，脉弦。常见于胃、十二指肠溃疡，慢性胃炎等。

代表方：黄芪建中汤加减（黄芪 20 g、桂枝 6 g、白芍 15 g、甘草 9 g、生姜 6 g、大枣 5 枚、吴茱萸 8 g、黄连 6 g、白及 9 g）。

（2）腹部瘀滞证。主症：腹部拒按，痛处不移，腹胀嗳气，或触到痞块，舌质紫暗，苔白欠津，脉弦涩。常见于腹部肿瘤、肝硬化、腹外伤或手术后等。

代表方：膈下逐瘀汤（当归 15 g、白芍 15 g、五灵脂 9 g、红花 9 g、香附 9 g、桃仁 12 g、乌药 12 g、延胡索 8 g、川芎 15 g、甘草 6 g、枳壳 6 g）、少腹逐瘀汤（小茴香 6 g、干姜 4 g、延胡索 8 g、没药 6 g、当归 9 g、川芎 15 g、官桂 3 g、赤芍 9 g、蒲黄 9 g、五灵脂 6 g）。

2. 活血化瘀法

适用于一切血瘀所致疾病，且在应用时根据脏腑症状的不同，可随证加减，举例说明如下。

（1）心脉瘀阻证。主症：胸闷憋气，心前区隐痛、刺痛、绞痛，痛引左臂内侧及肩，心悸怔忡，肢冷汗出，面色青白，唇甲青紫，脉弦涩或沉微、结代，舌色紫暗或有瘀斑。多见于冠心病、心肌梗死。

代表方：活血效灵丹（当归15g、丹参15g、乳香6g、没药6g）、血府逐瘀汤（当归10g、生地9g、桃仁10g、红花10g、枳壳6g、赤芍10g、柴胡6g、甘草6g、桔梗5g、牛膝10g）。心气虚者加生脉散（人参6g、麦冬15g、五味子6g）；心阳虚者加参附汤（人参8g、附子8g、黄芪30g）；疼痛剧烈者加延胡索10g、麝香0.4g（冲服）。

（2）肺脉瘀阻证。主症：胸闷气短，喘咳痰多，痰中带血，神疲乏力，心悸盗汗，重者不能平卧，面赤唇紫，脉沉细，舌质紫或有瘀斑。常见于肺心病、肺癌等。

代表方：葶苈清肺汤（葶苈子15g、桑白皮12g、地骨皮15g、甘草6g、大腹皮15g、马兜铃6g）等加减。

（3）脑脉瘀阻证。主症：头痛头晕，视物不清或复视，耳鸣耳聋，或突然神志不清、肢体失灵，舌质红紫，舌体强，脉弦或沉涩等。

代表方：通窍活血汤［川芎15g、桃仁10g、红花6g、赤芍10g、老葱根6根、生姜2片、大枣3枚、麝香0.15g（冲服）］、补阳还五汤（赤芍15g、川芎15g、当归10g、地龙10g、黄芪20g、桃仁10g、红花10g）。

（五）消散疮疡法

疮疡分外疮和内痈，其治法也有内治、外治之分，现仅就疮疡的一般内治法概述如下。

1. 外疮

根据病因和症状等，外疮又分为阳疮和阴疽2种，具体治法介绍如下。

（1）阳疮。主症：身热及局部红、肿、热、痛等（化脓性感染的初期）。

代表方：五味消毒饮（金银花15g、野菊花15g、蒲公英15g、紫花地丁15g、紫背天葵15g）。脓已成，但久不破溃而属正气虚者，用透脓散（生黄芪 30 g、炒穿山甲 9 g、川芎 15 g、当归 15 g、皂角刺 9 g，黄酒为引）。疮口久不愈合属气血两虚者，用黄芪汤（黄芪 20 g、党参 15 g、茯苓 15 g、川芎 15 g、当归身 10 g、白芍 15 g、熟地 10 g、肉桂 6 g、麦冬 12 g、远志 9 g、甘草 6 g）。

（2）阴疽（无头疽、附骨疽、渊疽）。多见于表现为白色漫肿、不红不热，具有难消、难溃和难敛特点的骨骼及肌肉深部的脓疡，如结核性脓肿、慢性骨髓炎、骨结核等。

代表方：阳和汤（熟地 9 g、鹿角胶 9 g、姜炭 8 g、肉桂 6 g、麻黄 6 g、白芥子 6 g、生甘草 6 g）、仙方活命饮（穿山甲 9 g、皂角刺 9 g、当归尾 10 g、甘草 6 g、金银花 15 g、赤芍 15 g、乳香 6 g、没药 9 g、天花粉 8 g、陈皮 9 g、防风 9 g、浙贝母 9 g、白芷 9 g）。

2. 内痈

内痈是腹腔内脏腑生痈的总称，现介绍常见的 3 种如下。

（1）肺痈（肺脓疡）。主症：高热剧咳，痰腥臭带血，胸胁疼痛，咽干，纳差，苔黄腻，脉滑数。

代表方：千金苇茎汤加减（苇茎 20 g、薏苡仁 15 g、冬瓜仁 12 g、桃仁 10 g、鱼腥草 30 g、金银花 15 g、连翘 15 g、野荞麦根 30 g、黄芩 15 g、桔梗 9 g、浙贝母 10 g）。

（2）肠痈（阑尾炎）。主症：高热，右小腹剧痛，白细胞增高，便秘等。

代表方：大黄牡丹汤加减（大黄 12 g、丹皮 15 g、桃仁 10 g、冬瓜仁 15 g、芒硝 15 g、金银花 20 g、紫花地丁 15 g、红藤 15 g、连翘 15 g）。

（3）肝痈（肝脓疡）。主症：高热，右胁痛，脘腹胀满，纳呆伴恶心呕吐，肝大，有压痛，脉弦数。

代表方：大柴胡汤合柴胡清肝汤加减（柴胡 15 g、黄芩 15 g、茵陈 15 g、蒲公英 15 g、板蓝根 15 g、川芎 6 g、连翘 15 g、木香 6 g、赤芍 15 g、甘草 6 g、麦芽 9 g、建曲 9 g、山楂 9 g）。

三、消法作用机制

（一）消食导滞法

（1）增强消化功能。①多种消食导滞中药含消化酶，如谷芽、麦芽、神曲中含淀粉酶、蔗糖酶及脂肪酶，山楂含脂肪酶，莱菔子含淀粉酶。②促进消化液分泌，如鸡内金促胃液分泌，麦芽有轻度的增加胃酸分泌的作用，含有谷芽、稻芽的开胃冲剂有一定的促进胰腺分泌淀粉酶的作用，有些助消化药还有促胆汁分泌的作用。

（2）调节胃肠功能。如鸡内金能增强胃收缩功能；莱菔子可增加胃的节律性收缩，延长胃排空时间；莱菔子含脂肪，莱菔子根含大量纤维素，二者可刺激肠蠕动，起到通便作用；鸡矢藤能对抗乙酰胆碱、组织胺的致痉作用，对胃肠道绞痛有效。

（3）降血脂作用。如山楂、麦芽、莱菔子都有不同程度的降脂作用。

（4）某些消食导滞药还有扩张冠状动脉及抗菌解毒等作用，如山楂、陈皮。

（二）理气开郁法

（1）改善管腔器官的功能。①增强梗阻远端肠管蠕动。②缓解肠道平滑肌痉挛。③促进胆汁分泌和排泄。

（2）调节神经系统功能。实验证明，具有理气开郁作用的某些药（如香附、乌药、甘松、枳实、青皮等），具有增强大脑皮层调控、改善自主神经中枢调控、影响不同器官平滑肌舒缩调节等作用。

（3）扩张冠状动脉，改善血液循环。如柑橘属果皮有扩张冠状动脉、强心、升压作用，姜黄、薤白能增加心肌血流量，姜黄、郁金、莪术、陈皮分别有降脂、抑制血小板聚集、加快红细胞流速和提高纤溶活性的作用。

（4）祛痰、止咳。如鲜橘皮煎剂有扩张气管和祛痰作用；厚朴煎剂具有广谱抗菌作用；佛手煎剂有祛痰、平喘、抗过敏作用。

（5）健胃、抗溃疡、调节代谢。如厚朴能抑制胃液分泌亢进，加味四逆散对胆汁反流性胃炎有较好疗效。

（三）活血化瘀法

（1）强心作用。活血化瘀类药物（如川芎、丹参、红花等）可通过扩张冠状动脉，改善心肌灌注、调节心肌代谢、减慢心率、降低心脏前后负荷、减少心肌耗氧量和提高心脏储备功能等，从而具有强心作用。

（2）扩张血管，改善血液循环，增加组织器官血流灌注，如川芎、丹参、延胡索、益母草等。

（3）抑制血小板聚集和释放，增强纤溶活性，改善血流变学的多项指标，如川芎、莪术、三棱、水蛭、红花、丹参等。

（4）破瘀通络散结，如郁金、地龙等，对瘢痕疙瘩、硬皮病、烧伤瘢痕、慢性炎症、肠粘连、肝大、脾大、硅肺等都有较好疗效。

（5）降脂、抗炎、收缩子宫、镇痛等，如姜黄、郁金、桃仁、益母草、牛膝、延胡索等。

（四）祛痰散结法

（1）平喘、止咳、祛痰。①平喘：浙贝母、百部、旋覆花、马兜铃、枇杷叶、桔梗等可扩张支气管，改善通气功能。②镇咳：东北海山红的杜鹃酮具有镇咳作用，5 mg 杜鹃酮与 2 mg 可待因作用相当；杏仁、半夏、款冬花均有中枢性镇咳作用，且半夏可抑制支气管腺体分泌；甘草能保护咽壁黏膜、缓和刺激，甘草所含次酸胆碱盐的镇咳强度与可待因的相当。③祛痰：研究证明，紫菀、天南星、瓜蒌、白芥子的祛痰作用优于其他药。

（2）软坚散结。①抗肿瘤：实验证明，山慈姑、瓜蒌、天南星、半夏、牡蛎、皂角刺、葶苈子、桑白皮、浙贝母、紫菀、桔梗、苦杏仁等都有抑制恶性肿瘤的作用。②消瘿作用：海藻、昆布、黄药子、白芥子、莱菔子、苏子都对单纯性甲状腺肿有效。

（3）调节神经系统功能。实验证明，石菖蒲、天南星、桑白皮、半夏、浙贝母、百部等具有抑制小鼠自发活动、加强中枢抑制剂作用或对抗中枢兴奋等作用，石菖蒲、天南星有抗惊厥作用。

四、应用消法的注意事项

（1）消法总属攻法，宜视正气虚实而适当运用。对于老年体弱、正气不足而又需久服者，须与补法合用。

（2）消法有多种，应根据辨证，区分脏腑、气血、虚实及实邪类型而应用或联合应用。

第八节　补　　法

通过药物补益人体气血阴阳之不足，调补脏腑的虚损，增强人体的抗病能力，恢复脏腑的正常功能，达到阴平阳秘、气血充盛状态的方法，即补法。虚损脏腑、气血不同，补法也随之而异，《难经》曰："损其肺者，益其气；损其心者，调其荣卫；损其脾者，调其饮食，适其寒温；损其肝者，缓其中；损其肾者，益其精。"现代常用的补法可概括为补气、补血、补阴和补阳4类，现分别阐述如下。

在中医学领域内，根据功能的不同，可将气分为元气、卫气和宗气等。元气为先天之气，即人赖以生存之气，也可以将其看成五脏六腑等的生生不息之气，补元气之药有人参、黄芪等。卫气即机体抗病御邪能力的总称，补卫气之药有玉屏风散等。宗气即大自然之氧气和五谷精华所化生之气的总称，故补之当从两方面着手：一是补脾胃之气，以加强五谷中营养物质的消化吸收，常用四君子汤等；二是补肺气，加强人体内废气的排出和大自然中氧气的吸入，常用人参蛤蚧散、河车大造丸等。

养血法之理出于《素问·至真要大论》"燥者濡之"，且在《黄帝内经》中有"血不足""血枯""血脱"等病名。《神农本草经》记载了养血的地黄、当归、阿胶等药。汉代张仲景《伤寒杂病论》创较多养血方剂，如当归乌药散、当归生姜羊肉汤、胶艾汤等。宋代《太平惠民和剂局方》创四物汤。明代汪机提出营血有别之说，指出营有生化活力，阴血为静物，补营就是补阴。中华人民共和国成立后养血法被广泛应用于心脑血管疾病及血液系统疾病。

补阳法多以补肾阳为总代表，因为肾阳为元阳，具有温煦全身四肢百骸的作用，为脏腑功能和生命活动的原动力，正如王冰注《素问·至真要大论》所云："大寒而甚，热之不热，是无火也。"唐代孙思邈喜用鹿茸、鹿角胶、羊肾、巴戟天、肉苁蓉等温补药调理肾阳虚证。宋代《太平惠民和剂局方》《普济本事方》收载了许多温肾的方剂。赵献可《医贯》指出"命门为十二经之主"，培补先天，几乎能治百病。张景岳提出"阳常不足，阴本无余""气不足便是寒"的学说，创左归丸、右归饮等，成为温补派代表人物之一。中华人民共和国成立后学者对肾阳学说的研究既深又广，补阳法在临床应用方面也有发挥。

补阴法最早见于《黄帝内经》，如《素问·金匮真言论》言"失精者，身之本也"、《素问·阴阳应象大论》言"精不足者，补之以味"。张仲景《伤寒杂病论》用黄连阿胶汤滋肾泻火治心烦不眠，用百合地黄汤补益心阴治百合病，用麦门冬汤润肺益胃治虚热肺痿。唐代孙思邈治热重用养阴生津的生地、麦冬、玉竹等，开甘寒凉润之先河。宋代钱乙创六味地黄丸，丰富了王冰"壮水之主，以制阳光"的理论。朱丹溪提出"阳常有余，阴常不足"之说，创制大补阴丸等滋阴降火的方剂。清代温病学派，提出"留得一份津液，便有一份生机"的理论，创益胃汤、五汁饮、复脉汤等。中华人民共和国成立后对于阴虚证的研究也取得了一定成就。

一、补法的适应证

（1）补气法主要用于慢性疾病、内外科疾病的恢复期及老年病、预防保健等。

（2）养血法主要用于血液系统疾病、心脑血管疾病、外周血管疾病及月经不调、免疫性溶血、过敏性紫癜、慢性肝炎等。

（3）补阳法主要用于内分泌系统疾病、免疫系统疾病、代谢病、呼吸系统疾病、泌尿系统疾病等。

（4）补阴法主要用于感染性疾病、热性病、肿瘤和自身免疫性疾病。

二、补法的应用

（一）补气法

凡属脏腑功能低下或不全、体虚、抗病能力虚弱者都可用之。根据脏腑功能和症状的不同，补气法又可分为以下几种。

1. 补中益气法

适应证：中气不足所致脏腑下垂、脾约便秘等。

代表方：补中益气汤（黄芪 20 g、党参 15 g、当归 9 g、陈皮 9 g、升麻 10 g、柴胡 8 g、白术 15 g、甘草 6 g）。

2. 补脾健胃法

适应证：脾胃功能虚弱所致消化功能不良引起的病证。

代表方：四君子汤（党参 15 g、白术 15 g、茯苓 15 g、甘草 6 g）。

3. 补气固表法

适应证：卫气虚所致多汗、抗病功能低下等病证。

代表方：玉屏风散（黄芪 20 g、炒白术 15 g、防风 9 g）、生脉散（人参 6 g、黄芪 30 g、麦冬 15 g、五味子 6 g）。

4. 补肾固精法

适应证：肾虚、精关不固所致遗精滑泄，或下焦虚寒、肾气不摄、膀胱失约所致遗尿和尿频等。

代表方：金锁固精丸（沙苑蒺藜 12 g、芡实 15 g、莲须 6 g、煅龙骨 20 g、煅牡蛎 20 g、莲子肉 15 g）。

5. 补益肺气法

适应证：肺气虚所致咳喘、自汗、盗汗等。

代表方：补肺汤（人参 6 g、黄芪 30 g、熟地 9 g、五味子 6 g、桑白皮 8 g、紫菀 9 g）。

6. 益气养心法

适应证：心气虚损所致心悸怔忡、胸闷憋气、四肢不温、下肢水肿等。

代表方：生脉散（人参 6 g、麦冬 15 g、五味子 6 g）、真武汤（茯苓 15 g、白芍 15 g、白术 15 g、生姜 9 g、附子 8 g)、参附汤（人参 8 g、附子 9 g）。

（二）补血法

适用于血虚证。一般认为，"有形之血，不能速生，无形之气，所当急固"。所以遇到大失血者，应输血救急，然后配合中药补血。又因气为血帅，故补血的同时应加补气药。

1. 补血调经法

适应证：月经不调。

代表方：四物汤加减（熟地 10 g、白芍 15 g、当归 10 g、川芎 15 g、黄芪 15 g、香附 9 g、月季花 10 g）。

2. 补血安神法

适应证：血虚所致心慌失眠、食少体倦、神怯、健忘等。

代表方：归脾汤（白术 10 g、茯苓 15 g、黄芪 15 g、龙眼肉 10 g、酸枣仁 15 g、党参 15 g、当归 15 g、远志 9 g、木香 4 g、甘草 6 g、生姜 2 g、大枣 5 枚）。

3. 补肾生血法

适应证：再生障碍性贫血。

代表方：斑龙丸（鹿角霜 9 g、菟丝子 12 g、柏子仁 9 g、熟地 9 g、茯苓 12 g、补骨脂 10 g、鹿角胶 9 g）、大菟丝子丸［菟丝子 10 g、鹿茸粉 1 g（分冲）、肉桂 6 g、附子 6 g、泽泻 9 g、熟地 9 g、巴戟天 9 g、山萸肉 9 g、肉苁蓉 9 g、补骨脂 9 g、覆盆子 6 g、五味子 6 g］。

（三）补阳法

适用于脾肾阳虚所引起的病证。临床具体运用举例如下。

1. 温补肾阳法

适应证：肾阳不足、命门火衰所致诸证。症见腰痛腰酸、小腹拘急、神疲肢冷、面部及四肢水肿、阳痿等。常见于慢性肾炎、肺气肿、糖尿病等。

代表方：右归饮（熟地 10 g、山药 10 g、枸杞子 15 g、山萸肉 10 g、肉桂 5 g、制附子 6 g、杜仲 8 g、甘草 6 g）。

2. 补肾调冲任法

适应证：妇女围绝经期高血压及围绝经期综合征等证属肾阳虚冲任不调者。

代表方：二仙汤（仙茅 10 g、淫羊藿 12 g、巴戟天 9 g、黄柏 9 g、知母 9 g、当归 10 g）。

3. 补肾养精法

适应证：阳痿早泄、精寒无力、宫冷不孕等证属肾阴虚精亏者。

代表方：五子衍宗丸（枸杞子 15 g、菟丝子 12 g、五味子 6 g、覆盆子 12 g、车前子 10 g）。

4. 补肾平喘法

适应证：肾阳虚寒喘。症见咳喘冬重夏缓、痰白、气短、恶寒、腰酸尿频等。常见于肺气肿、支气管扩张、慢性气管炎等。

代表方：人参蛤蚧散合定喘汤加减（人参 8 g、蛤蚧 1 对、冬虫夏草 3 g、炙麻黄 6 g、杏仁 10 g、白果 6 g、款冬花 15 g、桑白皮 10 g、苏子 15 g、黄芪 15 g、白术 15 g、五味子 6 g 等）。

5. 补肾温脾法

适应证：脾肾阳虚所致腹泻。症见脘腹隐痛、神疲乏力、腰酸阴寒、五更泄泻、喜温恶寒等。

代表方：四神丸合温中补脾汤加减（人参 8 g、补骨脂 10 g、肉豆蔻 10 g、五味子 6 g、干姜 5 g、附子 8 g、肉桂 3 g、黄芪 15 g、白术 15 g、茯苓 15 g、白芍 15 g、炙甘草 6 g 等）。

（四）补阴法

适用于肾阴亏损、津液不足所致病证。临床具体运用列举如下。

1. 滋阴降火法

适应证：阴虚内热证。症见骨蒸潮热、五心烦热、盗汗、颧红、乏力、神疲。

代表方：大补阴丸合青蒿鳖甲汤加减（知母 10 g、黄柏 10 g、熟地 10 g、龟板 10 g、青蒿 10 g、丹皮 15 g）。

2. **滋阴补肾法**

适应证：肾阴不足证。症见虚火上炎、腰膝酸软、头眩耳鸣、遗精、口渴等。

代表方：六味地黄丸（熟地 10 g、山药 15 g、山萸肉 10 g、茯苓 15 g、泽泻 15 g、丹皮 15 g）。

3. **滋阴疏肝法**

适应证：肝肾阴虚证。症见胁肋隐痛、口苦心烦、虚烦头眩、舌红少津。

代表方：一贯煎加减（北沙参 15 g、麦冬 15 g、当归 15 g、生地 10 g、枸杞子 15 g、川楝子 10 g、知母 10 g、鳖甲 10 g、白芍 15 g、炙甘草 6 g 等）。

4. **补阴清肺法**

适应证：虚损劳伤、肺阴虚证。症见咳嗽、潮热、形体消瘦、腰膝酸软、舌红少苔等。

代表方：河车大造丸加减（紫河车 6 g、败龟板 10 g、黄柏 10 g、杜仲 10 g、怀牛膝 15 g、麦冬 15 g、天冬 15 g、怀生地 10 g、砂仁 6 g、茯苓 15 g、人参 6 g）。

5. **滋阴潜阳法**

适应证：阴虚阳亢证。症见头晕目眩、腰膝酸软、头项强痛、面红目赤等。

代表方：杞菊地黄丸合天麻钩藤饮加减（枸杞子 15 g、菊花 15 g、生地 10 g、泽泻 15 g、丹皮 15 g、茯苓 15 g、山萸肉 10 g、天麻 10 g、钩藤 15 g、石决明 20 g、川牛膝 15 g、生杜仲 15 g、黄芩 15 g、栀子 15 g、益母草 15 g、桑寄生 15 g、制何首乌 10 g）。

三、补法的作用机制

（一）补气法

（1）兴奋中枢神经，如人参能调节大脑代谢、兴奋中枢、改善记忆功能、调节下丘脑功能。

（2）调节内分泌功能，如人参、党参、黄芪等分别有改善肾上腺皮质功能和甲状腺、性腺等的功能的作用。

（3）增强人体免疫功能（包括非特异性免疫功能），如促进网状内皮系统和巨噬细胞吞噬功能。补气法可增加白细胞数，诱发干扰素，提高补体水平。在特异性免疫方面，补气法可增强细胞和体液免疫功能。

（4）增强心脑血管的功能。

（二）养血法

（1）改善脑供血，促进红细胞释放氧。

（2）扩张冠状动脉，增加心肌血流灌注。

（3）扩张外周血管，改善微循环。

（4）增加红细胞、血小板。

（5）保肝。

（6）调节性功能和子宫活动等。

（三）补肾阳法

（1）增加脑组织酶活性，影响激素分泌，调节神经递质含量。

（2）调节下丘脑－垂体－肾上腺皮质轴的功能。

（3）调节物质代谢和能量代谢，包括调节核酸、蛋白质、糖和脂肪的代谢。

（4）增强免疫功能，包括增强非特异性免疫功能和特异性免疫功能。

（5）改善肺呼吸功能。

（6）改善肾实质细胞代谢，抑制醛固酮分泌，增强肾盂、输尿管蠕动，协调膀胱逼尿肌和尿道肌的括约功能。

（7）促进骨髓造血干细胞增殖，消除抑制造血功能的因素，补充造血原料。

（8）壮骨补虚，延缓衰老。

（四）补阴法

补阴法主要有以下 7 种。

（1）改善及调节肾上腺皮质、甲状腺、性腺、胰岛等的功能。

（2）调节代谢功能及水盐代谢和酸碱的平衡。

（3）改善肾功能。

（4）兴奋骨髓造血功能。

（5）补充缺失的物质。

（6）强心，改善微循环。

（7）抑菌、抗癌。

综上所述，补益药的作用机制可概括为 8 个方面。

（1）适应原样作用，即通过调节神经－体液、内分泌和免疫系统等，平衡人体阴阳、提高机体的非特异性免疫功能。

（2）调节人体的中枢神经系统，缓解疲劳，增强机体活动能力和适应能力。

（3）增加心脑血管血流灌注量，改善血液流变学和心脏的功能。

（4）增强人体细胞的新陈代谢和蛋白质核酸的合成。

（5）增强免疫功能。

（6）改善下丘脑－垂体－肾上腺皮质轴的功能。

（7）调节和改善消化系统的功能。

（8）增强和调节脏腑的功能，使其恢复常态。

四、应用补法的注意事项

（1）补药是治虚证之药，无虚不应滥用补药，否则可致阴阳失衡、脏腑失调而引起变证。

（2）身强邪盛及急病之初，应慎用补药，以免留邪，打乱病机，影响辨证施治。

（3）根据病情、药性，伍用相佐之药，增强治疗作用。如滋阴药伍理气药，以免碍胃；补气药佐以养血药，使气得血而生，从而增强补气的作用；壮阳药伍滋阴药，以免动火伤阴；补血药佐以补气药，使血得气之统率，从而增强人体的造血功能。

以上对汗、吐、下、和、温、清、消、补八法的具体应用和作用机制等简略地做了介绍。任何一种疾病，都是病因之邪气和人体正气相互斗争的结果。病因有寒热内外之不同，人体有阴阳虚实的不同，所以病情变化多端，病证错综复杂，因此应辨证论治，灵活运用各种治法，不可墨守一方一法。在治病时，要掌握应用八法的基本原则、注意事项和适应证，然后在辨证论治的原则下，去决定先用何种方法、后用何种方法，联合应用哪几种方法。如病邪在表，应用解表法；病邪在里，应用攻法祛邪；若既有表证又有里证，一般是先解表后攻里；如果表、里证俱急，应表里双解，汗、下法并用；若虚实夹杂，则应攻补兼施。总之，法以证而立，证变则法变。证是千变万化的，那就要严格遵照辨证论治的原则，遵照中医理、法、方、药四位一体的原则去施治。

第六章　脏腑疾病用药规律

脏腑辨证是中医主要辨证方法之一，所以脏腑用药为历代医家所重视，与之有关的著作和论述也有许多。本章内容乃根据古今有关记载，并综合作者临床实践经验，归纳整理而成。脏腑用药规律也是在辨证施治原则的指导下总结出来的，只有在辨证施治的原则下使用它才能更好地发挥其作用。

第一节　心脏疾病用药规律

一、心脏常见病证

（一）心气虚证

主症：心悸怔忡，气短乏力，活动后更甚，下肢轻微水肿，神疲，自汗，舌质淡红，苔薄白，脉细弱或结代。常见于各种器质性心脏病。

治法：补益心气。

常用方：炙甘草汤、养心汤加减。

常用药：人参、党参、黄芪、白术、麦冬、五味子、桂枝、生地、当归、白芍、丹参、炒枣仁等。

（二）心阳虚证

主症：心胸憋闷，大汗淋漓，形寒肢冷，气短息促，面色㿠白，口唇紫暗，舌质红暗，苔白滑，脉细弱或沉细迟或结代等。常见于心脏病、心肌炎、心力衰竭及慢性疾病所致循环衰竭等。

治法：温阳救逆。

常用方：参附汤合桂枝甘草龙骨牡蛎汤加减、参附注射液、参麦注射液等。

常用药：人参、附子、黄芪、桂枝、麦冬、五味子、万年青根、北五加、桑白皮、葶苈子、龙骨、牡蛎、石菖蒲、三七、丹参等。

（三）心血虚证

主症：心悸怔忡，惊惕不安，动则气短，头晕眼花，面色无华，唇舌色淡，脉细弱或结代。常见于各种器质性心脏病、心肌病、贫血、神经官能症等。

治法：养血安神。

常用方：人参归脾汤、八珍汤加减。

常用药：黄芪、党参、当归、白芍、阿胶、龙眼肉、土鳖虫、丹参、川芎、黑桑椹、大枣等。

（四）心阴虚证

主症：心悸不宁，寐少梦多，惊惕不安，手足心热，颧红盗汗，口干舌燥，尿少色黄，舌红少津，脉细而数。常见于心脏病、心律失常、心肌病、甲状腺功能亢进等。

治法：滋阴养心。

常用方：生脉散加味。

常用药：太子参、黄精、生地、丹参、麦冬、五味子、百合、酸枣仁、当归、莲子心、甘草、石菖蒲、制首乌、浮小麦等。

（五）心脉痹阻证

主症：胸闷或痛，心悸怔忡，痛引肩背或臂臑内侧，时发时止，严重者痛如针刺不可忍，舌质紫暗、有瘀点瘀斑，苔白腻，脉细涩或结代。常见于冠心病、风湿性心脏病、心肌炎、心肌病、心包炎等。

治法：益气活血，通脉止痛。

常用方：血府逐瘀汤、瓜蒌薤白半夏汤、冠心丸加减。

常用药：黄芪、当归、川芎、赤芍、红花、郁金、丹参、桂枝、檀香、穿山甲、延胡索、罂粟壳、细辛等。

（六）水气凌心证

主症：心悸气短，呕吐痰涎，渴不欲饮，形寒肢冷，胸脘痞满，面浮肢肿，小便短少，苔白润或白腻，脉沉弦或细滑或结代。常见于风湿性心脏病、肺源性心脏病、心力衰竭、肾衰竭等。

治法：温阳益气，化饮利水。

常用方：真武汤、苓桂术甘汤、葶苈大枣泻肺汤加减。

常用药：附子、白术、黄芪、桂枝、茯苓、桑白皮、葶苈子、汉防己、益母草、木通、椒目等。

（七）心火上炎证

主症：心胸烦热，口舌生疮，夜不成眠，口渴，大便秘结，舌尖红赤，苔黄，脉数。多见于神经官能症、急性尿路感染、复发性口腔溃疡等。

治法：清心降火。

常用方：泻心汤、凉膈散、知柏地黄丸加减。

常用药：大黄、黄连、知母、黄柏、连翘、木通、生甘草、竹叶、车前草、丹皮等。

二、心脏疾病主要治则和用药

（一）补心阳法

心位于膈上，主动，五行属火，为阳中之阳，许多疾病都易引起心气和心阳虚损。心气虚、心阳虚均属"阳虚"范畴，只是病情轻重不同而已，所以补心气和补心阳的药物无根本差别，当然如果严格区分的话，两者还是有些差别的。一般疾病初期和病情较轻者，以补心气为主。常用方：生脉散、四君子汤等。常用药：人参、白术、黄芪、太子参、玉竹、南五加皮等。疾病进入极期和晚期，出现心阳虚衰和暴脱时，当治以温阳救厥、固脱回阳之法。常用方：参附汤、独参汤、四逆汤等。常用药：熟附子、红参、西洋参、桂枝、干姜、肉桂、麦冬、五味子、山萸肉、丹参、陈皮等。现代各地还生产出许多有效的注射液，如参附注射液、参麦注射液等。对于附子的用量，争议不断：有的主张用量宜大，常用 60 ~ 120 g；有的主张用量宜小，常用 6 ~ 9 g；有的主张用量视病情而定，一般常用 8 ~ 20 g，超过 20 g 要先煎 2 小时。

（二）活血化瘀法

心主血脉，各种心脏疾病均易引起血瘀脉涩，故活血化瘀为治心脏疾病的重要法则。常用方：血府逐瘀汤、丹参饮、冠心Ⅱ号、两和散等。常用药：赤芍、当归、川芎、丹参、石菖蒲、郁金、莪术、红花、鸡血藤、三七、益母草、乳香、没药、香附、生蒲黄等。另外，依据"气为血帅"的原则，活血化瘀药中，常配伍补气药、行气药、理气药。实践证明，如此配伍确实能增强活血通脉的作用。

（三）养心神法

心藏神，脑为神窍，心脏疾病易导致心脏传导阻滞，引发心律失常等，故养心安神法亦是治疗某些心脏疾病的常用治则。常用方：天王补心丹、炙甘草汤、人参归脾丸、柏子养心丸等。常用药：丹参、石菖蒲、柏子仁、酸枣仁、琥珀、百合、甘松、制首乌、茯苓、灵芝等。

（四）利水法

津液为心之液，当心阳虚损时，易引起水湿泛滥，水气凌心，故在心阳虚衰时，一方面要温阳救逆，另一方面要加用利水药。常用方：五苓散、泻肺汤、五皮饮等。常用药：茯苓、猪苓、泽泻、车前子、汉防己、大腹皮、白茅根等。

（五）补津液法

血与津液同源互化，大热伤津时会导致阴津气血俱伤，此时在补心气、壮心阳的同时要加补阴增液的方药。常用方：五汁饮、生脉散、增液汤等。常用药：生地、玄参、麦冬、百合、石斛、西瓜汁、梨汁等。

第二节　小肠疾病用药规律

一、小肠常见病证

（一）小肠虚寒证

主症：小腹隐隐作痛，痛时喜按，肠鸣腹泻，小便不利，舌质淡红、胖，苔薄白，脉缓。常见于慢性肠炎。

治法：温补中气。

常用方：附子理中丸加减。

常用药：附子、干姜、肉桂、乌药、肉豆蔻、补骨脂、高良姜、香附、茯苓、扁豆、薏苡仁等。

（二）小肠实热证

主症：脐腹作痛，咽痛，心烦，口舌生疮，小便短赤，尿痛，尿血，舌红、苔黄，脉滑数。常见于尿路感染、复合性口腔溃疡等。

治法：清火利尿。

常用方：泻心导赤汤、萆薢分清饮、竹叶石膏汤加减。

常用药：竹叶、生石膏、生甘草、车前草、黄连、连翘、滑石、白芍、生地、知母等。

（三）小肠气痛证

主症：小腹绞痛、坠痛，痛彻睾丸，腹胀肠鸣，舌质淡红，苔薄白，脉弦。常见于疝气。

治法：疏肝补中，温暖下元。

常用方：橘核丸加减。

常用药：小茴香、荔枝核、延胡索、乌药、升麻、枳壳、川楝子等。

二、小肠疾病主要治则和用药

（一）温补脾阳法

水谷精微的吸收和残渣的降泄主要在小肠。《素问·灵兰秘典论》曰："小肠者，受盛之官，化物出焉。"寒邪易伤小肠，引起飧泄，故温补脾阳为重要治法之一。常用方：温中补脾汤、理中丸、吴茱萸汤加减。常用药：人参、党参、白术、甘草、吴茱萸、干姜、肉桂、茯苓、大枣、白芍等。

（二）消导和中法

受盛化物也是小肠的主要功能，也就说食物的主要消化吸收在小肠，故邪在小肠易引起消化不良症。因此，消导和中也是小肠疾病的重要治法之一。常用方：保和丸、木香槟榔丸。常用药：党参、白术、鸡内金、山楂、神曲、枳壳、木香、砂仁、陈皮、莱菔子等。

（三）健脾理气法

小肠具有分清降浊的功能，所以食物在小肠停留的时间最长（一般为3~8小时），易引起水湿停留、湿蕴脾土之证。常用方：参苓白术散、人参归脾汤、白术散、加味四苓散加减。常用药：党参、白术、茯苓、陈皮、砂仁、扁豆、薏苡仁、泽泻、车前子、甘草、赤小豆等。

第三节　肝脏疾病用药规律

一、肝脏常见病证

（一）肝气郁结证

主症：胸胁满闷或胀痛不舒，食纳呆滞，善太息、嗳气，情志抑郁，妇女兼见乳房胀痛、痛经等，舌质红暗，苔薄白，脉弦。常见于慢性肝炎、神经官能症、围绝经期综合征等。

治法：疏肝解郁，行气散结。

常用方：柴胡疏肝散、逍遥散等加减。

常用药：柴胡、白芍、川芎、枳壳、香附、郁金、佛手、川楝子、丹参、益母草、延胡索、青皮等。

（二）肝经湿热证

主症：胁肋胀痛，口苦恶心，面黄乏力，食纳呆滞，发热，小便黄，苔黄腻，脉弦滑数。常见于急性传染性肝炎、胆囊炎、胆石症等。

治法：清热利湿，疏肝利胆。

常用方：茵陈蒿汤、龙胆泻肝汤等加减。

常用药：茵陈、栀子、大黄、柴胡、龙胆草、黄芩、车前草、虎杖、郁金、蒲公英、姜黄、山楂、延胡索、佛手、鸡内金、青皮等。

（三）肝血亏虚证

主症：眩晕耳鸣，两目干涩，视物昏花，夜盲，爪甲不荣，形体消瘦，面色苍白或萎黄，妇女月经色淡，唇色淡，舌质淡，苔薄，脉细或弦细。常见于慢性肝炎、贫血等。

治法：补血养肝。

常用方：补肝汤、四物汤、人参归脾汤加减。

常用药：当归、生地、白芍、川芎、首乌、阿胶、黄芪、枸杞子、党参、黑芝麻、猪肝、龙眼肉等。

（四）肝血瘀滞证

主症：胁下隐痛，痛处固定不移，脘腹胀满，胁下痞块，面色青黑，厌油，肝掌，蜘蛛痣，舌质紫暗、边有瘀斑，苔白垢，脉弦或弦涩。常见于慢性迁延性肝炎、肝硬化、日本血吸虫病等。

治法：疏肝行气，活血化瘀。

常用方：血府逐瘀汤、鳖甲煎丸、桂枝茯苓丸、大黄䗪虫丸、抵当丸等加减。

常用药：柴胡、丹参、白芍、黄芪、党参、益母草、䗪虫、大黄、当归、桃仁、红花、穿山甲、枳壳、延胡索、鳖甲、香附、麝香、芒硝、茵陈、金钱草、莪术、青皮等。

（五）肝火上炎证

主症：头痛昏涨，耳鸣如潮，面红目赤，口苦咽干，烦躁易怒，失眠多梦，胸胁隐痛，便秘尿黄，舌尖边红，苔薄黄，脉弦数。常见于高血压、脑动脉硬化、肋间神经痛、眼痛等。

治法：清肝泻火。

常用方：龙胆泻肝汤、当归芦荟丸、丹栀逍遥丸等加减。

常用药：龙胆草、栀子、黄芩、柴胡、当归、黄连、大黄、丹皮、白芍、葛根、川芎、槐花、菊花、金铃子、茵陈等。

（六）肝阳上亢证

主症：头晕头涨，目眩畏光，视物不清，面红目赤，烦躁易怒，腰痛耳鸣，失眠多梦，口干舌燥，舌边红，苔薄黄，脉弦细或弦数。常见于高血压、围绝经期综合征、甲状腺功能亢进等。

治法：滋阴降火，平肝潜阳。

常用方：天麻钩藤饮、羚羊角汤、杞菊地黄丸等加减。

常用药：天麻、钩藤、菊花、夏枯草、石决明、杜仲、桑寄生、羚羊角、益母草、黄芩、淫羊藿、仙茅、黄柏、牛膝、磁石、龙骨、珍珠母、白蒺藜等。

（七）肝风内动证

主症：眩晕欲仆，头痛耳鸣，肢麻震颤，手足蠕动，步履不稳，高热抽搐，角弓反张，不知人事，舌质红或绛，脉弦数或弦滑。常见于高血压、脑卒中、乙脑、流脑等病。

治法：滋阴潜阳，镇肝熄风。

常用方：镇肝熄风汤、羚羊角汤、天麻钩藤饮加减。

常用药：代赭石、生龙骨、生牡蛎、天麻、钩藤、全蝎、僵蚕、羚羊角、夏枯草、石决明、白芍、鳖甲、麝香、胆南星、石菖蒲、牛黄等。

二、肝脏疾病主要治则和用药

（一）疏肝理气法

肝为木脏，性喜条达，易病气机郁滞，故以疏肝理气为首要治法。具体方药已在本节"肝气郁结证"中讲过，此处不再赘述。

（二）活血化瘀法

肝藏血，许多疾病（如心、肺、肝气久郁）都可引起肝血瘀阻，故活血化瘀也是肝脏疾病的主要治则之一，常用方药已在本节"肝血瘀滞证"中讲过，此处不再赘述。

（三）疏肝利胆法

肝胆相表里，相互为用，胆汁排泄通畅，肝气才能疏达，肝气疏达，胆汁才可泄。常用方：小柴胡汤、茵陈蒿汤、柴胡疏肝散加减。常用药：柴胡、枳壳、青皮、茵陈、金钱草、蒲公英、郁金、姜黄、虎杖、乌药、木香、莱菔子等。

（四）解毒利湿法

温疫邪毒易犯肝致病，所以解毒利湿也是急性肝病的重要治法。常用方：茵陈蒿汤、栀子柏皮汤、八正散加减。常用药：茵陈、栀子、大黄、金钱草、车前草、板蓝根、黄芩、黄连、虎杖、甘草、云苓、白术等。

（五）镇肝潜阳法

肝为刚脏，易动风化火。此法多和其他法则并用。常用方：镇肝熄风汤、安宫牛黄丸等加减。常用药：磁石、龙齿、牡蛎、天麻、钩藤、全蝎、僵蚕、牛黄、郁金、麝香、珍珠、犀角（水牛角代）、栀子等。

（六）滋阴软坚法

肝体阴用阳，既易耗伤阴血，又易郁而成痞。此法为慢性肝炎的主要治法之一。常用方：青蒿鳖甲汤、化瘀汤、三甲复脉汤、大黄䗪虫丸等加减。常用药：龟板、鳖甲、穿山甲、白芍、牡蛎、阿胶、僵蚕、当归、生地、土鳖虫、水蛭、丹参、莪术、柴胡等。

（七）健脾理气法

肝木易克脾土，肝病健脾为古今之要法。常用方：四逆散、逍遥散、六君子汤、保和丸等加减。常用药：党参、白术、甘草、柴胡、山楂、陈皮、莱菔子、莪术、枳壳、木香、砂仁、佛手等。

第四节　胆腑疾病用药规律

一、胆腑常见病证

（一）胆热证

主症：寒热往来，口苦胸闷，右胁胀痛，干呕呃逆，尿黄便秘，甚者身目黄，舌红，苔黄腻，脉弦数。常见于胆囊炎、胆石症等。

治法：清热利胆。

常用方：蒿芩清胆汤、小柴胡汤等加减。

常用药：柴胡、黄芩、青蒿、蒲公英、栀子、郁金、大黄、枳壳、木香、金钱草、川楝子、党参、陈皮等。

（二）肝胆湿热证

主症：胁肋胀痛，口苦纳呆，厌油呕恶，脘腹胀满，大便不调，或身目发黄，舌红，苔黄腻，脉弦数。常见于急性肝炎、胆囊炎、胆石症等。

治法：清热利湿，疏肝利胆。

常用方：龙胆泻肝汤、大柴胡汤等加减。

常用药：龙胆草、茵陈、栀子、柴胡、黄芩、金钱草、海金沙、车前草、大黄、川厚朴、枳实、甘草等。

（三）少阳证

主症：寒热往来，口苦咽干，胸胁苦满，口淡纳呆，性急多梦，五心烦热，舌质淡，苔白，脉弦。常见于慢性肝炎、慢性胆囊炎、自主神经功能紊乱等。

治法：和解少阳。

常用方：小柴胡汤加减。

常用药：柴胡、黄芩、蒲公英、知母、板蓝根、地骨皮、栀子、党参、白术、山楂、陈皮、丹参、地骨皮、佛手、川楝子等。

二、胆腑疾病主要治则和用药

（一）清热解毒法

胆为中清之腑，易受湿热之邪，故清热解毒是治胆病之要法。常用方：清胆消炎汤、蒿芩清胆汤加减。常用药：柴胡、黄芩、茵陈、板蓝根、黄连、生大黄、金钱草、郁金、虎杖等。

（二）疏肝利胆法

胆为腑，以通为顺，胆借肝气而通泄，气机不畅易致胆汁潴留，故疏肝利胆亦是治胆病的要法。常用方：龙胆泻肝汤、小柴胡汤加减。常用药：柴胡、枳壳、佛手、陈皮、黄芩、茵陈、蒲公英、郁金、金钱草、栀子、姜黄、白芍、甘草等。

（三）利胆排石法

胆石症是胆腑常见病，各地所创治疗此病的新方都宗清热利胆排石之法。常用药：柴胡、郁金、枳壳、木香、茵陈、蒲公英、金钱草、鸡内金、乌药、莪术、鹅不食草、黄芩、延胡索、大黄、芒硝等。

第五节　脾脏疾病用药规律

一、脾脏常见病证

（一）脾阳虚证

主症：纳减腹胀，脘腹隐痛，喜温喜按，口淡不渴，四肢不温，大便溏稀，四肢轻浮，脘腹有振水声，面色㿠白，神疲乏力，舌质淡红、胖、有齿痕，舌苔白腻，脉细弱。常见于慢性胃炎、胃及十二指肠溃痃、水肿、胃下垂等。

治法：温中健脾。

常用方：小建中汤、实脾饮、苓桂术甘汤加减。

常用药：党参、云苓、白术、甘草、乌药、桂枝、干姜、炮姜、乌梅炭、吴茱萸、肉豆蔻、附片、车前子、山药等。

（二）脾阴虚证

主症：脘腹隐痛，胃中嘈杂，食谷不化，口干咽燥，心烦，形体消瘦，大便干结，舌质红，少苔，脉细数。常见于慢性胃炎及一些慢性病、胃肠道功能紊乱、萎缩性胃炎等。

治法：滋阴健脾。

常用方：一贯煎、沙参麦冬汤、山楂丸等加减。

常用药：黄芪、党参、白术、云苓、甘草、鸡内金、乌梅、山楂、白芍、石斛、沙参、麦冬、佛手、黄连等。

（三）脾气虚证

主症：脘腹胀满，食后尤甚，纳差，肠鸣辘辘，面黄浮不华，形体消瘦，女子闭经、带下清稀，舌质淡胖、有齿痕，苔薄白，脉缓无力。常见于慢性胃肠炎、胃下垂、胃及十二指肠溃疡、胃肠道功能紊乱等。

治法：益气健脾。

常用方：六君子汤、参苓白术散加减。

常用药：黄芪、党参、白术、云苓、甘草、陈皮、高良姜、香附、山药、扁豆、补骨脂、炮姜、延胡索、升麻、枳壳等。

（四）脾气下陷证

主症：脘腹重坠作胀，食入加重，大便溏稀，面黄体瘦，脱肛，体倦乏力，妇女子宫下垂、崩漏等。常见于胃下垂、子宫下垂、脱肛、慢性胃肠炎等。

治法：补中益气，升阳举陷。

常用方：补中益气汤、四君子汤等加减。

常用药：黄芪、党参、白术、柴胡、枳壳、升麻、陈皮、甘草、山药、鸡内金、木香、诃子等。

（五）脾不统血证

主症：出血伴纳少便溏，乏力懒言，头晕，心悸，久泄久痢，面色
㿠白，唇甲色淡，舌质淡，苔白，脉细弱。常见于胃及十二指肠出血、
功能失调性子宫出血、原发性血小板减少、再生障碍性贫血、缺铁性贫
血等。

治法：健脾益气，补中摄血。

常用方：归脾汤、补中益气汤、黄土汤等加减。

常用药：黄芪、党参、白术、龙眼肉、黑桑椹、女贞子、旱莲草、
当归、熟地、阿胶、藕节、白茅根、仙鹤草、血余炭、三七、补骨脂、
赤石脂等。

（六）寒湿困脾证

主症：脘闷纳呆，恶心呕吐，口淡乏味，头重如裹，肢体困重，大
便溏薄，腹胀肠鸣，小便不利，妇女白带增多，舌质淡胖，苔白腻，脉
濡或缓。

治法：温中散寒，健脾化湿。

常用方：平胃散、藿香正气散、实脾饮等加减。

常用药：苍术、厚朴、藿香、佩兰、扁豆、附子、肉桂、茯苓、吴
茱萸、黄连、草豆蔻、党参等。

二、脾脏疾病主要治则和用药

（一）健脾和胃法

脾主运化，胃主受纳，脾升胃降，脾与胃燥湿相济。脾不足者，必
予甘剂；胃气虚者，必予消导。常用方：香砂六君子汤。常用药：健脾
补气之党参、白术、云苓、甘草，理气之木香、砂仁，消导之山楂、陈
皮、谷芽、麦芽等。

（二）健脾温肾法

脾为阳土，升清降浊，运化水津。肾为水火之宅，司二便，可助脾
阳运化。《景岳全书·诸泄泻论治》记载："凡脾气稍弱，阳气素不强
者，一有所伤未免即致泄泻，此虽为初病，便当调理元气。"常用方：

附子理中汤、真武汤、四神丸、实脾饮等加减。常用药：黄芪、党参、附子、肉桂、肉豆蔻、补骨脂、茯苓、泽泻、白术、车前子、大腹皮等。

（三）健脾摄血法

脾为生气化血之源，脾统血，《景岳全书·血证》云："盖脾统血，脾气虚则不能收摄；脾化血，脾气虚则不能运化。是皆血无所主，因而脱陷妄行。"故健脾摄血为脾脏疾病的重要治则之一。常用方：归脾汤、黄土汤、十灰散等。常用药：党参、白术、黄芪、阿胶、三七、茜草根、鸡血藤、枸杞子、大枣、黑桑椹、女贞子、旱莲草、藕节、槐花炭、血余炭等。

（四）健脾升阳法

脾为中土，脾阳旺盛，中气充足，脏腑得中气升举而位于常处。故健脾升阳法为治中气下陷所致诸多病证之要法。常用方：补中益气汤加减。常用药：黄芪、党参、白术、升麻、枳壳、人参、甘草、山楂、鸡内金、柴胡等。

第六节 胃腑疾病用药规律

一、胃腑常见病证

（一）胃气虚证

主症：脘腹痞满、隐隐阵痛，按之舒适，食欲不振，食不易化，呃逆嗳气，恶心呕吐，大便溏薄，少气懒言，语声低微，面色萎黄，舌质淡，苔白，两脉虚且关脉尤弱。常见于慢性胃炎、胃及十二指肠溃疡、胃肠道功能紊乱等。

治法：益气养胃。

常用方：四君子汤、黄芪建中汤、乌贝散、左金丸加减。

常用药：党参、白术、云苓、炙甘草、陈皮、白芍、乌贼骨、浙贝母、黄连、吴茱萸、白术、乌药、山楂、鸡内金、蒲公英等。

（二）胃气上逆证

主症：恶心呕吐，食入即吐，朝食暮吐，呃呃连声，脘腹胀满不通，舌质淡红，苔白，脉弦。常见于急性胃炎、慢性胃炎、幽门痉挛、胃及十二指肠憩室、膈肌痉挛等。

治法：和胃降逆。

常用方：旋覆代赭汤、橘皮竹茹汤、理中汤等加减。

常用药：党参、白术、云苓、甘草、陈皮、砂仁、旋覆花、代赭石、生姜、竹茹、刀豆子、石斛、山楂、川厚朴、枳壳、半夏等。

（三）胃阴虚证

主症：胃脘隐痛且有灼热感，饥不能食，脘腹痞满，干呕呃逆，口干咽燥，大便干结，舌红少苔，脉细数。常见于慢性胃炎、消化性溃疡等疾病。

治法：养阴益胃。

常用方：养胃汤、一贯煎等加减。

常用药：党参、沙参、白术、云苓、甘草、麦冬、山楂、乌梅、川黄连、绿萼梅、白芍、枸杞子、石斛、木瓜、蒲公英等。

（四）胃寒证

主症：突发胃痛，吞酸嘈杂，肠鸣溏泄，呕吐喜温，舌质淡，苔白，脉弦紧。常见于急性及慢性胃炎、肠炎等。

治法：温中祛寒，和胃止痛。

常用方：藿香正气散、理中丸等加减。

常用药：党参、苍术、藿香、佩兰、法半夏、生姜、大蒜、砂仁、香附、吴茱萸、黄连、高良姜等。

（五）胃热证

主症：消谷善饥，胃中嘈杂，灼热阵痛，口渴口臭，大便秘结，小便黄赤，舌质红，苔黄燥，脉滑数。常见于急性及慢性胃炎、胃及十二指肠溃疡、糖尿病等。

治法：清胃泻火。

常用方：清胃散、泻心汤等加减。

常用药：黄连、蒲公英、白及、大黄、栀子、白芍、乌药、蒲黄、五灵脂、云南白药等。

二、胃腑疾病主要治则和用药

（一）和胃降逆法

胃气以降为顺，逆则为病。胃气上逆证，临床颇多见，病因复杂，故应辨证施治。常用方：橘皮竹茹汤、旋覆代赭汤、大半夏汤、小半夏汤、丁香柿蒂散、理中汤、藿香正气散等加减。常用药：橘皮、竹茹、藿香、砂仁、旋覆花、代赭石、丁香、柿蒂、生姜、半夏等。

（二）和胃清火法

受寒伤食、误食浊物，可伤胃化热，故和胃清火为急性胃肠疾病的重要治则。常用方：越鞠保和丸、吴茱萸汤、葛根芩连汤、黄连香薷饮、黄连泻心汤、陷胸汤等加减。常用药：黄连、大黄、藿香、陈皮、扁豆、龙胆草、甘草、生姜、吴茱萸、升麻等。

（三）育阴养胃法

胃属燥土，若久病不愈或素食辛辣，易伤胃阴，所以育阴养胃是慢性胃肠疾病的重要治法之一。常用方：益胃汤、一贯煎、大补阴丸、乌梅熟地散、连梅汤等加减。常用药：人参、党参、白术、云苓、甘草、石斛、乌梅、山楂、川芎、白芍、蒲公英、黄连、熟地等。

（四）养胃止血法

胃为燥土，为多气多血之腑，内外火热之邪都可伤络出血。养胃止血为救急之法。常用方：黄土汤、云南白药、泻心汤等加减。常用药：大黄、黄连、阿胶、白及、三七、小蓟、槐花炭、血余炭、地榆、黄芪、党参等。

（五）和胃化食法

胃为受纳之官，主化食导下、饮食五谷传化。和胃化食为胃肠疾病的常用治法之一。常用方：山楂丸、保和丸、香砂六君子汤、平胃散等加减。常用药：党参、白术、云苓、砂仁、麦芽、神曲、山楂、鸡内金、枳壳、陈皮、生姜、扁豆等。

第七节 肺脏疾病用药规律

一、肺脏常见病证

（一）肺气虚证

主症：自汗畏风，神疲少气，动则气短，呼吸短促，易受风寒，喘咳痰薄，面色㿠白，舌质淡，苔白，脉虚弱。常见于慢性支气管炎、支气管哮喘、慢性阳虚型肺气肿、免疫功能低下等。

治法：补肺益气，化痰止咳。

常用方：补肺汤、玉屏风散、河车大造丸、人参蛤蚧散等加减。

常用药：黄芪、白术、防风、蛤蚧、冬虫夏草、灵芝、党参、白果、五味子、款冬花、人参、川贝母、沙参、橘红、百部、枇杷叶等。

（二）肺阴虚证

主症：干咳少痰，痰稠或带血，午后潮热，手足心热，夜寐盗汗，日渐消瘦，皮毛干枯，舌红少津，苔白，脉细数。常见于肺结核、肺纤维化、肺不张、肺癌等。

治法：滋阴清肺，润肺止咳。

常用方：沙参麦冬汤、鳖甲煎丸、百合固金汤、拯阴理劳汤等加减。

常用药：人参、麦冬、五味子、百部、沙参、鳖甲、当归、白芍、丹皮、白及、三七、熟地、阿胶、黄连、黄芪、瘪桃干、牡蛎、知母、银柴胡等。

（三）风寒犯肺证

主症：恶寒发热，鼻塞喷嚏，流清涕，头痛身痛，咳嗽，痰薄白，舌质红，苔薄白，脉浮或浮紧。常见于上呼吸道感染、急性气管炎、肺炎等。

治法：疏风散寒，宣肺止咳。

常用方：三拗汤合止嗽散、荆防败毒散、桑菊饮等加减。

常用药：金银花、黄芩、连翘、麻黄、杏仁、辛夷、细辛、百部、前胡、川贝母、陈皮、甘草、金莲花等。

（四）风热犯肺证

主症：高热头痛，咽喉疼痛，咳喘痰黄，气促胸憋，不能平卧，小便短少，口干欲饮，舌质红绛，苔黄腻或垢，脉浮数或弦数。常见于肺炎、慢性气管炎伴急性感染、肺脓疡、支气管扩张等。

治法：清热肃肺，止咳平喘。

常用方：麻杏石甘汤、桑菊饮、白虎汤、定喘汤、清肺化痰丸等加减。

常用药：黄芩、鱼腥草、金莲花、知母、生石膏、连翘、麻黄、杏仁、前胡、枇杷叶、白果、桑白皮、款冬花、芦根、百部等。

二、肺脏疾病主要治则和用药

（一）清肺止咳法

不论是六淫还是疫毒之邪，犯肺均易化热致咳，故清肺止咳为肺病初期最主要的治则。常用方：桑菊饮、清肺化痰丸、礞石滚痰丸、小陷胸汤等加减。常用药：黄芩、金莲花、连翘、鱼腥草、知母、百部、麻黄、杏仁、枇杷叶、生甘草、前胡、苏子等。

（二）化痰平喘法

肺为清虚之脏，易被积痰阻塞，而肃降失司，故化痰平喘亦是肺病的重要治则之一。常用方：小青龙汤、定喘汤、温胆汤等加减。常用药：陈皮、半夏、桔梗、款冬花、地龙、胆南星、麻黄、杏仁、细辛、白果、桑白皮、穿山龙等。

（三）肺脾肾兼治法

肺主呼吸，肾主纳气，脾是生痰之源，肺是储痰之器，肾是气之根，所以三脏兼治是慢性呼吸系统疾病的重要治则之一。当然在治疗时要依据辨证各有侧重。常用方：河车大造丸、人参蛤蚧散、都气丸、二陈汤等加减。常用药：人参、黄芪、白术、五味子、冬虫夏草、蛤蚧、山萸肉、淫羊藿、核桃仁、陈皮、茯苓、莱菔子、海马、紫河车等。

（四）泻热降火法

本法适用于温邪蕴肺证。常用方：麻杏石甘汤、凉膈散等加减。常用药：黄芩、连翘、石膏、知母、板蓝根、菊花、大黄、芒硝、杏仁、甘草等。实践证明，宣肺祛卫分之热、泻下清气营之热，对肺炎高热确有显著疗效，这也是肺与大肠相表里理论的具体应用。

第八节　大肠疾病用药规律

一、大肠常见病证

（一）大肠热结证

主症：大便干结，数日不便，身热而红，小便短赤，腹胀腹痛，按之加重，口干烦渴，舌红绛，苔黄芒刺，脉洪数。常见于高热、急腹症、伴有便秘的流行性感冒等。

治法：清热解毒，润肠通腑。

常用方：大承气汤、小承气汤、桃仁承气汤、麻子仁丸等加减。

常用药：大黄、芒硝、番泻叶、川厚朴、枳实、麻子仁、桃仁、杏仁、玄参、生地、郁李仁、当归、全瓜蒌、蜂蜜等。

（二）大肠湿热证

主症：腹痛身热，暴注下泄，或便脓血，里急后重，呕恶，小便短赤，舌苔黄腻，脉滑数。常见于急性及慢性肠炎、急性及慢性细菌性痢疾、细菌性食物中毒等。

治法：清热利湿，解毒健脾。

常用方：葛根芩连汤、芍药汤、白头翁汤、参苓白术散加减。

常用药：芍药、黄芩、黄连、白头翁、葛根、蒲公英、大黄、秦皮、党参、白术、云苓、薏苡仁、山药等。

（三）大肠津亏证

主症：大便干结、努挣难下、数日不通、需灌肠导下，口干，目眩，舌红少津，苔黄或黄垢，脉细或细数。常见于老年人习惯性便秘、腹部术后等。

治法：养血润燥，理气通便。

常用方：润肠丸、枳中丹、桃仁承气汤等加减。

常用药：白术、当归、玄参、肉苁蓉、生地、瓜蒌仁、桃仁、杏仁、火麻仁、槟榔、厚朴、大黄、首乌、胡桃肉、芝麻、蜂蜜等。

（四）大肠虚寒证

主症：腹痛绵绵、喜暖喜按、时作时止，肠鸣溏泄，甚者滑脱不禁，食少神疲，小便清长，腰酸怕冷，舌淡，苔白，脉沉细。常见于慢性肠炎、肠功能紊乱、慢性非特异性溃疡性结肠炎等。

治法：温阳健脾，和里固脱。

常用方：附子理中丸、四神丸、痛泻要方等加减。

常用药：党参、白术、云苓、甘草、肉豆蔻、补骨脂、芍药、附子、赤石脂、炮姜炭、升麻等。

二、大肠疾病主要治则和用药

（一）通便导滞法

大肠的功能主要是传导糟粕，故大肠以通为顺。一般引起便秘的原因有 3 个，故通便导滞亦有 3 种方法。

1. 补中益气法

本法适用于中气不足，推导无力的便秘。常用方：补中益气汤、六磨汤等加减。常用药：党参、白术、甘草、升麻、柴胡、枳实、川厚朴、槟榔、当归等。白术要重用，可用到 60 g。

2. 养血润肠法

本法适用于津亏便秘。常用方：当归补血汤、麻仁丸等加减。常用药：生黄芪、当归、玄参、生地、火麻仁、郁李仁、桃仁、杏仁、核桃仁、瓜蒌仁、肉苁蓉、首乌等。

3. 清热泻下法

本法适用于热结证。常用方：大承气汤、麻仁丸等加减。常用药：大黄、芒硝、川厚朴、枳实、当归、玄参、商陆、芦荟、白头翁、槟榔等。

（二）止泻法

根据泄泻原因的不同，止泻法一般可分为 3 种。

1. 健脾渗湿法

本法适用于大肠吸收水液功能减弱所致腹泻。常用方：参苓白术散、人参健脾丸、补中益气汤等加减。常用药：党参、白术、云苓、薏苡仁、山药、扁豆、升麻、甘草、车前子等。

2. 温补脾肾法

本法适用于脾肾阳虚腹泻。常用方：四神丸、附子理中丸、养脏汤等加减。常用药：党参、白术、肉豆蔻、肉桂、甘草、诃子、罂粟壳、补骨脂、附子、云苓、甘草、五味子等。

3. 解毒止泻法

本法适用于细菌所致急性腹泻。常用方：葛根芩连汤、香连丸、芍药汤、白头翁汤等加减。常用药：黄连、白头翁、黄芩、白芍、乌药、党参、云苓、白术、鸡内金、谷芽、麦芽、延胡索、薏苡仁、甘草等。

第九节　肾脏疾病用药规律

一、肾脏常见病证

（一）肾阳虚证

主症：腰膝酸痛，阳痿早泄，女子宫寒不孕，腰以下肿甚，喘促气短，夜尿频数，面色㿠白，形寒肢冷，舌质淡胖，苔白滑，脉沉细。常见于甲状腺功能减退、慢性肾炎、慢性支气管炎、围绝经期综合征、内分泌失调等。

治法：温肾壮阳。

常用方：金匮肾气丸、右归丸等加减。

常用药：附子、肉桂、鹿角（茸）、淫羊藿、仙茅、补骨脂、巴戟天、川续断、肉苁蓉、海狗肾、海龙、鹿鞭等。

（二）肾阴虚证

主症：头晕目眩，腰膝酸软，耳鸣，咽干，五心烦热，失眠盗汗，遗精，闭经，形体消瘦，舌红少津，苔少或部分剥脱，脉细数。常见于糖尿病、结核病、慢性肾炎、高血压、慢性肾上腺皮质功能减退、甲状腺功能亢进、围绝经期综合征等。

治法：滋阴补肾。

常用方：大补阴丸、六味地黄丸、左归丸等加减。

常用药：熟地、枸杞子、山萸肉、女贞子、菟丝子、鹿角胶、龟板胶、知母、桑椹、杜仲、黄精、泽泻、丹皮、茯苓等。

（三）肾气不固证

主症：溲频夜甚，遗尿或余沥不尽，男子滑精、早泄，女子经水淋漓、胎动易滑，头晕耳鸣，腰膝酸软，舌淡，苔白，脉沉细无力。常见于慢性前列腺炎、前列腺肥大、功能失调性子宫出血、习惯性流产等。

治法：补肾固精。

常用方：金锁固精丸、巩堤丸、寿胎丸等加减。

常用药：熟地、金樱子、菟丝子、五味子、芡实、桑寄生、白术、川续断、锁阳、肉苁蓉、补骨脂、巴戟天、鹿角胶、枸杞子、莲须等。

（四）肾衰水泛证

主症：神倦嗜睡，面黄晦暗，形寒肢冷，全身水肿、按之没指，时时呕恶，小便短少而黄，甚者癃闭，大便溏泄，舌胖、有齿痕，苔薄白滑，脉沉细。常见于慢性肾衰竭、尿毒症等。

治法：利水降浊，补肾扶脾。

常用方：温脾汤、舟车丸、黄连温胆汤等加减。

常用药：附子、黄芪、防己、白术、党参、茯苓、泽泻、生姜、大腹皮、半夏、车前子、白茅根、大黄、竹茹、冬虫夏草、黑丑、白丑、商陆、丹参、益母草、砂仁等。

（五）肾不纳气证

主症：呼吸短促，喘咳痰白，汗出肢冷，夜尿频数且夏轻冬甚，面青唇紫，舌质淡，苔薄，脉沉细弱。常见于喘息性支气管炎、肺气肿、心源性哮喘等。

治法：补肾纳气。

常用方：人参蛤蚧散、定喘汤、苏子降气汤等加减。

常用药：黄芪、人参、冬虫夏草、苏子、麻黄、广地龙、莱菔子、胡桃仁、蛤蚧、紫河车、白果、款冬花、细辛、桑白皮、葶苈子等。

二、肾脏疾病主要治则和用药

（一）温补肾阳法

运用此法时应掌握以下内容。

（1）"益火之元，以消阴翳"，"阳虚者补而兼暖"。常用药：附子、肉桂、干姜、鹿茸、补骨脂等。

（2）肾为元阴元阳之宅。"善补阳者，必于阴中求阳，则阳得阴助而生化无穷"。常用药：地黄、枸杞子、女贞子、鹿角胶等。

（3）"五脏之伤，穷必及肾"。在补肾阳时，应务必求其所属，密切观察脏腑病变的主次轻重关系，并据之确定相应治疗原则。

（4）肾阳虚可表现为多种病证，应辨证施治。如对于阳不化气，气不化水所致水肿，应治以利水补肾，常用济生肾气丸类；对于肾虚喘咳者，应治以化痰平喘、补肾纳气，常用人参蛤蚧散合苏子降气汤加减。

（二）滋补肾阴法

运用此法时应掌握以下内容。

（1）"壮水之主，以制阳光"，以六味地黄丸为代表方。

（2）"善补阴者，必于阳中求阴"。大用补阴药时，应佐以温热之品，如用大补阴丸时可加砂仁、陈皮之类，以防太过滞腻。

（3）注意肾与其他脏腑之间的联系，如根据病情，可用交通心肾（交泰丸加减）、肝肾同治（肝肾丸）等法。

（三）温补脾肾法

此法适用于脾肾阳虚致全身水肿证。常用方：温脾汤、舟车丸、济生肾气丸等。

（四）补肾活血法

久病多瘀，慢性肾炎患者多有瘀血，故补肾活血法适用于慢性肾炎。常用方：六味地黄丸合桃仁四物汤。常用药：黄芪、当归、熟地、山萸肉、茯苓、泽泻、赤芍、川芎、红花等。

（五）解毒健脾法

此法适用于邪毒内犯、水聚为患期急性肾炎。常用方：银翘散合八正散加减。常用药：金银花、连翘、黄芩、大蓟、小蓟、白茅根、车前草、瞿麦、木通、茯苓、白术等。

第十节　膀胱疾病用药规律

一、膀胱常见病证

（一）膀胱湿热证

主症：尿频尿急，尿道灼热刺痛，尿色黄赤，少腹胀痛，常伴发热、腰酸痛，舌红，苔黄腻，脉数。常见于膀胱炎、肾盂肾炎、尿路结石、急性前列腺炎等。

治法：清热利湿。

常用方：八正散、萆薢分清饮等加减。

常用药：车前草、木通、萹蓄、瞿麦、萆薢、黄柏、乌药、滑石、甘草、白茅根、小蓟、牛膝、金钱草等。

（二）膀胱虚寒证

主症：小便频数而清长、排出无力、余沥不尽，昼日尿少，夜尿频数，甚者遗尿，腰酸膝软，神疲乏力，舌淡，苔白，脉沉弱。常见于慢性前列腺炎、前列腺肥大、泌尿系统疾病和术后等。

治法：温肾暖胂。

常用方：金匮肾气丸、缩泉丸、金锁固精丸等加减。

常用药：益智仁、锁阳、金樱子、肉苁蓉、巴戟天、山茱萸、泽泻、茯苓、车前草、乌药、牡蛎、白果、桑螵蛸等。

二、膀胱疾病主要治则和用药

（一）清热利尿法

《景岳全书·淋浊》曰："蓄热膀胱，溺赤热甚……必当专去其火。"常用方：八正散、萆薢分清饮等加减。常用药：黄柏、车前草、连翘、小蓟、滑石、甘草、白茅根、牛膝、金钱草、海金沙、木通等。

（二）利水排石法

此法适用于浊邪久郁，凝聚为石者。常用方：排石汤、八正散等方加减。常用药：金钱草、海金沙、萹蓄、瞿麦、车前子、冬葵子、大黄、枳实、乌药、白芍、滑石、甘草、石苇、牛膝等。

（三）活血软坚法

此法适用于膀胱结石较大和前列腺肥大者。常用方：中国中医科学院广安门医院的溶石汤、橘核茴香丸等加减。常用药：黄芪、白术、云苓、荔枝核、橘核、小茴香、鳖甲、金钱草、王不留行、三棱、皂角刺、炮穿山甲、川牛膝、车前子、白芍、乳香、没药等。

（四）补肾摄纳法

此法适宜于肾虚不固所致小便失禁和遗精等。常用方：金锁固精丸、缩泉丸、金匮肾气丸等加减。常用药：鹿角胶、锁阳、巴戟天、益智仁、枸杞子、金樱子、山茱萸、白果、熟地、马钱子、黄芪等。

第七章　活血化瘀法的临床应用

我国现存最早的医学经典《黄帝内经》提出了"疏其血气，令其调达"和"血实宜决之""气虚宜掣引之"的通经活血、解郁通闭的治疗法则。清代，活血化瘀的相关治疗法则发展得较快，不但在理论方面有了广泛的发展和提高，而且在临床方面也有相当大的发展，此时期出现了以治疗血证著称的医生（如王清任）及有关血证的专科书籍（以唐容川的《血证论》最为著名）。

王清任所著《医林改错》列举了 50 余种瘀血病证，记载了 33 首新方，这些方剂中大部分是活血化瘀的方剂，目前仍被广泛运用的有效方剂有以下几首。

（1）血府逐瘀汤。此方具有活血祛瘀、疏肝行气的作用，对冠心病心绞痛、脑震荡后遗症等均有一定疗效。

（2）膈下逐瘀汤。此方具有活血化瘀、理气止痛的作用，可用于冠心病心绞痛、缩窄性心包炎、慢性肝炎所致胁痛以及痛经等。

（3）少腹逐瘀汤。此方具有活血祛瘀、温经止痛的作用，可用于子宫肌瘤、闭经和术后肠粘连等。

（4）身痛逐瘀汤。此方具有通经活络、逐风止痛的作用，可用于全身痹痛。

（5）通窍活血汤。此方具有通经活血、通窍止痛的作用，多用于血管神经性头痛、偏头痛等。

（6）补阳还五汤。此方具有补气活血、行瘀消滞的作用，多用于急性脑血管病后遗症（如半身不遂、口眼㖞斜、语言謇涩、口角流涎等）。

唐容川所著《血证论》对各种血证的论述较以往各种文献所载更详细。该书对血证的治疗措施的记载亦较以前诸家著作所载完备、具体，提出了治疗血证的 4 个步骤（即止血、消瘀、宁血、补血），指出临证应重视造成血证的原因以及辨证。该书还指出：凡瘀血不行而血不止者，当以血府逐瘀汤为主方；醇酒厚味所致者，当以白虎汤为主方；外感所致者，当以麻黄人参芍药汤或小柴胡汤为主方；瘟疫伏热所致者，当以升降散（僵蚕、蝉蜕、姜黄、大黄）或犀角地黄汤为主方；劳倦饮食伤脾所致者，当以归脾汤为主方；脾经虚火，生痰带血，宜用逍遥散加麦冬、藕节、蒲黄；肝经虚火，生痰带血，宜用逍遥散加栀子、五味子等。

第一节　活血化瘀法在常见病治疗中的应用

一、冠心病心绞痛

活血化瘀法在治疗冠心病心绞痛方面应用较广，各医家创造了许多对冠心病心绞痛疗效较好的方剂，如冠心Ⅱ号（丹参、赤芍、川芎、红花、降香）、冠心小Ⅱ号（川芎、红花）、复方丹参注射液（丹参、降香）、金槐冠心片（金龟莲、穿龙薯蓣、槐花）、失笑散加味（生蒲黄、五灵脂、川芎、桃仁、红花、郁金、赤芍）、双解片（山楂、三七）及中国人民解放军总医院的三七冠心片（三七、红花、没药、延胡索、鸡血藤、首乌）、复方三七注射液（三七、丹参、首乌）等，这些方剂均对冠心病心绞痛有较好的疗效。

赵冠英教授应用活血化瘀法的体会如下。

（1）活血化瘀为一种"通法"，具有攻的作用，而冠心病心绞痛多本虚而标实，故在临床应用活血化瘀法治疗冠心病心绞痛时一定要密切结合辨证施治，以攻补兼施为好，特别是对于体质虚弱或心绞痛症状不明显者，更应如此。

（2）注意有无出血性兼证，若有出血性兼证，如功能失调性子宫出血、胃及十二指肠溃疡及血小板减少性疾病等，应慎用，以防加重出血。

（3）不仅要了解活血化瘀药的共性，还要了解每味药的特性，根据患者的虚、实、寒、热的不同去选择针对性较强的药，这样临床疗效会更好。

（4）"气为血帅""气行则血行"，在应用活血化瘀药时，适当加入补气药，对疗效会有一定的提高。

二、冠心病心律不齐

冠心病心律不齐的主要原因当是冠状动脉供血不足，中医学也认为"血不养心"则"心悸不安"，如《丹溪心法》记载："怔忡者血虚，怔忡无时，血少者多。""人之所主者心，心之所养者血，心血一虚，神气不守，此惊悸之所肇端也。"冠心病心律不齐患者也具有胸闷憋气、心绞痛、心悸怔忡、脉结代、舌质紫暗等血瘀的症状和脉象，故活血化瘀药为首选药，临床也证实其确有一定的疗效。但是当疾病发展到一定阶段，出现心阳虚衰或气血两虚时（如病久体虚、长期不愈者，或传导功能障碍、窦房结功能低下时），单用活血化瘀法已不能奏效，需在辨证施治原则的指导下，加入温阳益气或益气补血、养心安神之剂，方能奏效。

三、急性心肌梗死

对于急性心肌梗死，一般分三期施治。第一期（1周以内），称危重期，以心气虚衰为主，治疗时以温阳益气为主，佐以活血安神之法。此期主方：人参、附子、麦冬、丹参、三七。第二期（2～3周），称衍变期，此期往往表现为阴阳俱虚，故多采用调补阴阳法，佐以活血化瘀，以达到扶正通脉、化腐生新的目的。此期主方：人参（党参）、丹参、黄芪、佛手、麦冬、当归、山楂、郁金、赤芍、白芍、鸡血藤、红花、玄参、三七粉（冲服）。第三期（3～6周），称恢复期，治疗时以活血通络为主，佐以益气养血，来促进侧支循环的建立、心肌的恢复。此期主方：黄芪、黄精、当归、丹参、川芎、降香、红花、郁金、鸡血藤、三七粉（冲服）。

四、慢性气管炎

关于用活血化瘀法治疗慢性气管炎，中医学文献已有记载。如清代唐容川《血证论》记载："须知痰水之壅，由瘀血使然，但去瘀血则痰水自消。"慢性气管炎是一个病机复杂的疾病，咳虽在肺，但和脾、肾有关，如中医学认为咳在于肺、痰生于脾、喘在于肾，所以在运用活血化瘀治疗慢性气管炎时，应根据辨证施治的原则，以及咳、痰和喘的具体病证，与宣肺止咳、健脾化痰、益肾平喘法相结合，如此才能收到理想的效果。基于对以上理论的认识，治疗一般慢性气管炎时可采用健脾益肾、润肺化痰佐以活血化瘀的法则，以淫羊藿9g、巴戟天9g、黄芩15g、陈皮9g、知母9g、贝母9g、沙参15g、蜜麻黄6g、丹参15g组成主方，然后再根据临床脉症进行加减。

五、肺结核

治疗肺结核时，根据中西药共用或单用，以及病情的不同，选用不同的活血化瘀药。如患者已用链霉素或异烟肼等西药，中药则以扶正活血法为主，常用黄芪15g、黄精15g、丹参15g、桃仁9g等。这样配合应用，似有加强中药、西药作用的效果，张锡纯所著《医学衷中参西录》也有这方面的记载。如果单用中药治疗，则采用攻补兼施、活血解毒并用的方法，以黄精15g、黄芪15g、冬虫夏草15g、百部15g、黄连9g、连翘15g、地骨皮15g、款冬花9g、丹参15g、桃仁9g等组成主方，并随症加减，如伴咯血者加白及9g、侧柏叶9g、地榆9g、景天三七9g，盗汗者加牡蛎30g、麻黄根9g、浮小麦30g。根据以上的治疗原则治疗肺结核，均收到了显著效果，不但病灶钙化，而且患者体质亦有不同程度地增强。

六、慢性肾小球肾炎

活血化瘀合清热解毒法治疗慢性肾小球肾炎，是根据肾炎的病因和病理生理结合临床总结出的经验，因为肾小球肾炎患者多有链球菌感染史，并往往因反复扁桃体炎及感冒而加重。红细胞和蛋白质出现在尿中，是由于肾炎使肾小球毛细血管基底膜发生肿胀变性，使其通透性增加，造成血浆中较大的蛋白分子和红细胞滤出而进入肾小囊内随尿排出。临床实践证明，采用清热解毒和活血化瘀法并用，较单纯辨证施治疗效好。赵冠英教授在临床实践中体会到，对于慢性肾小球肾炎的治疗，辨病论治和辨证施治不可偏废，将两者有机结合才能提高疗效，因两者结合得好，似有相互补充作用。以上理论和认识在临床的具体运用如下。急性肾小球肾炎或慢性肾小球肾炎急性发作时，治以清热解毒、化瘀止血法，用黄芩、连翘、小蓟、山豆根、生地、白茅根、益母草、丹皮、山萸肉、茯苓组成主方，并在此基础上随症加减。如有尿少及水肿时，加车前草、泽泻、木通、商陆；有血尿时，加槐花、蒲黄炭、女贞子、旱莲草等。慢性肾小球肾炎为隐匿型时，患者自觉症状不明显，尿常规检查可见尿蛋白（＋）、红细胞少于 10 个/HP，治以滋阴温阳为主，佐以活血化瘀，方以桂附八味丸加益母草、赤芍、海藻、白茅根等加减。对于水肿型慢性肾小球肾炎，治以健脾温阳、利尿消肿为主，佐以活血通络，以黄芪、白术、茯苓、泽泻、熟附片、山萸肉、赤小豆、益母草、玉米须组成主方，并随症加减。如尿蛋白多时，加党参、石苇、肉苁蓉、补骨脂；血压高时，加桑寄生、菊花、杜仲、钩藤、生龙齿（骨）等。以上治疗方法，经多年的临床实践证明，效果较好。

七、精神分裂症

中医学认为精神分裂症，多由七情内伤，肝气久郁，气滞血瘀，久瘀化火生痰，痰火上扰所致，故中医学文献中有"诸躁狂越，皆属于火""痰迷心窍"等记载。根据上述理论，对于临床接触的少数患者，都应辨病辨证相结合、中药与西药并用进行治疗。如对于狂躁型精神分裂症，以西药为主，辅以镇心涤痰、泻火活血药（钩藤、朱砂、远志、石菖蒲、胆南星、竹茹、陈皮、大黄、丹参、桃仁）；对于精神分裂症周期性发作、情绪不稳、多言善惊者，治以疏肝理气、活血安神法，以柴胡、青皮、陈皮、枳壳、当归、丹参、龙骨、牡蛎、竹沥、石菖蒲组成主方；对于抑郁型精神分裂症，治以益气活血、醒神开窍，以黄芪、太子参、当归、丹参、石菖蒲、人工牛黄、郁金、麝香组成主方。

八、脑血管急症

脑血管急症包括脑出血、脑血栓形成和蛛网膜下腔出血。中医学统称之为中风，并根据脉症将其分为中络、中经、中脏、中腑4个类型。本病初期结合脉症又可分为闭证和脱证，治疗二证时用药应有所区别。总之，依据"急则治标，缓则治本""虚则补之、实则泻之"和辨证施治的原则，治疗本病时可分别选用醒神开窍法（安宫牛黄丸、苏合香丸）、回阳固脱法（参附汤、独参汤）、豁痰通络法（陈皮、半夏、天南星、天麻、僵蚕、全蝎、茯苓）、补气活血法（黄芪、党参、当归、川芎、赤芍、桃仁、红花、地龙）、平肝熄风法（天麻、钩藤、生石决明、黄芩、川牛膝、益母草、桑寄生、茯神），也可两法加减并用。

九、胃溃疡

对于胃及十二指肠溃疡的治疗，多采用健脾温中、止酸活血、消炎止痛的方法，因为溃疡病患者往往都伴有轻重不同的炎症，多具有疼痛、反酸、喜温恶寒、纳差、腹胀、大便溏薄、舌苔白腻等症状，而这些症状属中医学的脾胃虚寒、肝胃不和、气滞血瘀证。治疗本病时以黄芪、吴茱萸、白芍、炙甘草、黄连、蒲公英、丹参、谷芽、稻芽组成主方，并随症加减。如反酸者，加乌贼骨、贝母；痛剧者，加延胡索、罂粟壳；胃脘胀满者，加佛手、枳壳；合并出血者，加云南白药、白及。根据多年的观察，不论对于症状的改善还是溃疡的愈合，其效果均较好。

十、急性黄疸型肝炎

对急性黄疸型肝炎的治疗，一般以疏肝利胆、清热利湿、健脾和胃、活血化瘀等为主要法则，以茵陈蒿汤加减为主方，因茵陈蒿汤就具备了以上作用。茵陈有清热利胆、健脾利湿和活血化瘀的作用；栀子清热利胆、解毒抗菌，并有降低血中胆红素的作用；大黄泻火清热、解毒抗菌、通下祛瘀。三药配合即可达到疏肝利胆、清热利湿、健脾和胃和活血化瘀等作用。中医学认为，黄疸一病，"病在百脉"，肝为血脏与胆相表里，故治黄疸应活血。中医学文献中亦有关于此的记载，如《诸病源候论》记载："血瘀在内则时时体热而黄。"周学海也认为"黄之为色，血与水和，杂而然也"，主张在治疗时，不论是阳黄还是阴黄，都加用活血化瘀药，如他说："兼用化血之品一二味，如桃仁、红花、茜草根、丹参之类，为其已坏之血，不能复原质必须化之，而后无碍于新血之流行也。"活血化瘀药可以改善微循环，减少肝细胞损害，促进肝细胞修复，改善微细胆管膜和胆小管上皮的通透性，有利于消除肝内胆汁的瘀滞，这些作用对退黄疸和肝炎恢复是有利的。

十一、慢性肝炎

对于慢性肝炎的治疗，一般以疏肝健脾、活血化瘀为主，然后再结合辨证加减，以八珍汤加秦艽、益母草、茵陈、柴胡、连翘、五味子为主方。辨证加减：球蛋白、白蛋白比例倒置者，加枸杞子、菟丝子、肉苁蓉、熟地等；黄疸或转氨酶异常者，加金钱草、板蓝根、广豆根、栀子、大黄；腹水者，加五苓散或五皮饮；有血小板减少或出血者，加云南白药、仙鹤草、女贞子、旱莲草、阿胶；白细胞低者，加茜草根、鸡血藤、大枣、鹿角胶。

用活血化瘀法治疗慢性肝炎的理论依据和须注意的问题是：慢性肝炎患者，往往有不同程度的肝脾肿大、蜘蛛痣、舌质红紫等血瘀表现；西医学认为，致病因素的持续作用以及肝脏结构的改变引起的血液循环障碍，均可使肝脏病变持续和发展，因此采用活血化瘀法是较为妥当的；运用活血化瘀法时应随症加减。

十二、肿瘤

中医学认为，肿瘤多由于气血失调、气滞血瘀或顽痰内聚，结聚成积，留而不去而发，所以治疗时一般均采用调气活血、软坚散结或攻逐血瘀法。对恶性肿瘤，多依据中医学认识，采用辨病与辨证相结合、中药与西药相结合、中医学辨证施治和中医药科学成果相结合的方法进行治疗。如对于已接受手术者，以扶正为主，以解毒抗癌为辅；对于晚期恶性肿瘤，以扶正抗癌、活血止痛为主；对于不能手术的早期恶性肿瘤，以解毒抗癌和活血化瘀为主，佐以扶正固本；对于正在接受化学药物治疗及放射治疗者，以健脾和胃、益肾补血为主。

十三、血栓闭塞性脉管炎

治疗血栓闭塞性脉管炎，一般均以益气活血、消炎为主，然后结合发病过程的不同阶段及患者的脉症进行辨证分型，并立法选方用药，现将分型用药的方法介绍如下。

（一）阴寒型

此型多属早期。治以活血化瘀、温经散寒。方药：当归、赤芍、怀牛膝、红花、地龙、黄芪、附片、桂枝、甘草等。

（二）气滞血瘀型

此型多属Ⅱ期或恢复期。治以活血化瘀、益气通络。方药：当归、红花、赤芍、乳香、没药、丹参、川芎、黄芪、香附等。

（三）湿热型

此型多属Ⅱ期的后段或Ⅲ期，有轻度坏疽、溃疡继发感染。治以活血化瘀、清热利湿。方药：当归、赤芍、鸡血藤、牛膝、红花、防己、薏苡仁、苍术、黄柏、金银花、连翘等。

（四）热毒型

此型多属Ⅲ期，有严重坏疽及继发感染。治以活血化瘀、清热解毒。方药：金银花、连翘、紫花地丁、蒲公英、黄柏、黄芩、板蓝根、玄参、当归、丹参、乳香、没药、紫草等。

（五）气血两虚型

此型多属恢复期或早期，或素体较虚弱者。治以活血化瘀、益气养血。方药：当归、丹参、鸡血藤、赤芍、黄芪、党参、石斛、甘草、怀牛膝等。

第二节　在临床运用活血化瘀法时
应注意的问题

　　虽然活血化瘀法是一个临床应用很广泛的治疗法则，且被科研和临床证实，对多种疾病确有较好疗效，但是它也有一定的适应证，只有治法对证，才能获得满意的疗效。赵冠英教授在临床运用活血化瘀法时常注意以下 4 个问题。

一、掌握辨证施治的原则

　　活血化瘀法之所以能治疗多种疾病，是因为某些疾病是由气滞血瘀直接引起的，另一些疾病虽非直接由气滞血瘀所致，但当发展到一定阶段，也会出现气滞血瘀的病理改变。但是人是一个复杂的整体，同一个致病因子，由于个体的差异（如年龄、性别、身体素质及机体对致病因子的反应情况不同），可能会导致不同的症状，现以冠心病为例进行说明。冠心病是由冠状动脉粥样硬化，造成心脏本身血液循环障碍所致，这是冠心病的共性，故全国各地均主要采用活血化瘀法治疗此病。大量的临床实践证明，活血化瘀法对冠心病确有较好疗效。但是每个冠心病患者，除有血瘀这个共性外，还会有各自的特殊症状，所以治疗时在活血化瘀的基础上，应再进行辨证，随证型进行选方用药，如此才能取得更好的效果。如对于气阴两虚型冠心病，用活血化瘀合益气养阴法，方用冠心Ⅱ号加黄芪、党参、黄精、生地、沙参、玉竹等。对于阴虚阳亢型冠心病，用活血化瘀合滋阴降压法，方用冠心Ⅱ号加玄参、制首乌、女贞子、桑寄生、菊花、苦丁茶等。对于阳虚型冠心病，用活血化瘀合温阳益气法，方用冠心Ⅱ号加人参、附子、黄精、桂枝等。多年大量临床实践证实，辨证后用冠心Ⅱ号加对证中药确较不辨证单用冠心Ⅱ号疗效有所提高。又如对于牛皮癣，活血化瘀法有一定作用，如果在辨证施治的原则下，根据每个患者的症状去进行加减（如对年老体弱者加补气扶正药，对妇女月经不调、面色苍白者加养血药），又可使疗效提高。本章第一节也强调了在辨证施治原则下去运用活血化瘀法，这里就不再赘述。总之，要在辨证施治原则的基础上灵活运用活血化瘀法，严防重药轻医，严防机械地死搬硬套、盲目运用，否则会影响疗效。

二、掌握好应用的时机

掌握好应用的时机也是提高活血化瘀疗效的很重要的一环，要想做到这一点，就要做到辨病、辨证准确，掌握好疾病的病理变化规律，不失时机地去应用，现以上海虹口区中心医院治疗血栓性脉管炎的经验为例加以说明。根据该医院治疗血栓性脉管炎的经验，我们可以认识到这个病有急性炎变和慢性缺血的周期性交替发作的特点。在急性发作阶段，寒、热、湿邪侵犯络脉（血管壁节段性炎变），造成瘀阻（血栓）不断发展，邪气太盛，正不能制邪，故治以祛邪消炎为主，佐以活血通络，以及时消除引起血管内外炎变的因素、控制瘀阻的继续发展和发生。假若此期以活血化瘀法为主，大量应用活血化瘀药物（包括扩张血管的西药），不但难以迅速控制病情的发展，而且会激惹血管炎变活动。当急性期缓解之后，即进入一个较长时间的缺血期，此期就必须用扶正、活血化瘀为主的治法，以祛瘀生新，化腐生肌，促进血液循环，缩短疗程。现再以急性心肌梗死的治疗为例说明如下。急性心肌梗死当然是由痰浊瘀血阻塞心脉所致，但在初期许多患者多有大汗淋漓、四肢厥冷、精神淡漠、脉沉细等心阳虚脱的症状，故此时的治法应以温阳益气、救脱回阳为主，佐以活血通络，只有当病情稳定，处于恢复期时，才以活血化瘀法为主，去化瘀通脉，促使心肌化腐生新，促进侧支循环建立，使患者早日治愈。又如脑出血的患者，初期一般多采用开窍醒神、豁痰通络、平肝熄风或固脱救逆之法进行治疗，只有在恢复期，才以活血化瘀、益气通脉法为主进行治疗。总之，掌握好活血化瘀法则的应用时机，是提高疗效的一个重要环节。

三、熟记药物的性味功用

药物是治疗的武器，只有熟练地掌握好每个药物的性味功用，在应用药物时才能得心应手。不同活血化瘀药除具有活血化瘀这一共同作用外，还有自己的特殊作用，如从性味来看有寒、凉、温、热和辛、甘、苦、酸、咸等的不同，从功用来看有攻、补、消、散的不同，从药理作用来看就更复杂了。如果对这些活血化瘀药的性味功用和药理作用都了如指掌，就会运用得当，从而提高疗效。现以冠心病心绞痛为例，介绍在辨证施治的原则下，遴选不同性味功用的活血化瘀药的体会。

根据证型选药的原则如下。

（1）气滞血瘀兼有血虚者：选用养血活血药，如丹参、当归、熟地、白芍、鸡血藤、阿胶。

（2）气滞血瘀以瘀为主者：选用破血活血药，如泽兰、红花、桃仁、三棱、莪术、血竭、乳香、没药、水蛭、虻虫等。

（3）气滞血瘀兼有热象者：选用凉血活血药，如丹皮、赤芍、黄芩、凌霄花、生地等。

（4）气滞血瘀兼有寒象者：选用温经活血药，如苏木、川芎、肉桂等。

（5）气滞血瘀而疼痛症状较重者：选用活血止痛较好的药，如延胡索、五灵脂、罂粟壳、乳香、没药等。

大量临床实践证实，按以上这些应用原则用药确比不加选择地去应用活血化瘀药疗效好，这一原则具有一定的科学性。

活血化瘀药的药理作用和临床筛选结果如下。

（1）抗流感病毒：紫草、赤芍、丹皮、茵陈、海藻。

（2）抗菌。

1）广谱抗菌：丹皮、白芍、黄芩、夏枯草。

2）抗金黄色葡萄球菌：茜草根、小蓟、侧柏叶、麝香。

3）抗肺炎双球菌：苏木、侧柏叶。

4）抗流感嗜血杆菌：瓜蒌、苏木、白芷。

5）抗结核杆菌：夏枯草、麝香、白芷。

6）抗百日咳嗜血杆菌：黄芩、白芍、小蓟。

7）抗白喉杆菌：牛膝、生地、白芍、丹皮、黄芩、小蓟、当归。

8）抗志贺菌属：大蓟、侧柏叶、当归。

9）抗伤寒、副伤寒沙门菌：大蓟、小蓟。

10）抗大肠杆菌：黄芩、瓜蒌、大蓟、小蓟、白芍、麝香、丹参、仙鹤草、赤芍。

11）抗铜绿假单胞菌：夏枯草、丹皮、白芍、黄芩、大蓟。

12）抗变形杆菌：丹参、白芍、毛冬青。

13）抗霍乱弧菌：麝香、白芍、桂枝。

14）抗炭疽杆菌：骨碎补、大蓟、茜草根、泽兰。

（3）杀血吸虫：丹参、昆布。

（4）抗肿瘤作用：莪术、瓜蒌、夏枯草、丹参、赤芍、三七、大蓟、紫草、补骨脂、海带、昆布、麝香。

（5）解热：黄芩、丹皮、紫草、桂枝。

（6）对神经系统的作用。

1）镇静：延胡索、丹参、灵芝、当归、川芎、白芍、苏木、黄芩、香附、豨莶草。

2）抗惊厥：灵芝、白芍、丹皮。

3）镇痛：延胡索、罂粟壳、川芎、当归、白芷、豨莶草、丹参、乳香、没药、白芍、香附、郁金。

4）兴奋中枢神经：麝香、白芷。

（7）对心血管的作用。

1）强心：麝香、灵芝、补骨脂、生地、三七、山楂、苏木、紫草。

2）加快心率：麝香。

3）减慢心率：香附、当归、灵芝。

4）抗心律不齐：生地、延胡索、赤芍、桂枝、茵陈、万年青、苦参。

5）扩张冠状动脉：葛根、毛冬青、川芎、丹参、三七、红花、赤芍、补骨脂、淫羊藿、桑寄生、菊花。

6）降压：葛根、豨莶草、夏枯草、黄芩、丹皮、益母草、茺蔚子、丹参、川芎、牛膝、小蓟、灵芝。

7）降脂：茵陈、山楂、灵芝、三七、郁金。

8）升压：麝香、白芷、补骨脂、灵芝、红花。

（8）对呼吸系统的作用。

1）兴奋呼吸中枢：麝香、白芷、益母草。

2）镇静呼吸中枢：桃仁。

3）舒张支气管平滑肌：侧柏叶、昆布。

（9）对消化系统的作用。

1）兴奋唾液腺：桂枝、葛根。

2）促进消化液分泌：山楂、肉桂、菖蒲、郁金。

3）抑制消化液分泌：白芍、延胡索。

4）抑制胃肠道平滑肌蠕动：肉桂、黄芩、赤芍、白芍、菖蒲、三七、五灵脂、牛膝。

5）兴奋胃肠道平滑肌：桂枝。

6）促进胆汁分泌：郁金、黄芩、小蓟。

7）松弛胆道括约肌：郁金、香附。

8）治疗肝硬化、脾大：丹参、泽兰、王不留行。

9）降血脂：当归、丹参、桃仁、郁金。

10）降转氨酶：灵芝、丹参、豨莶草。

（10）对泌尿系统的作用。

1）利尿：夏枯草、茵陈、黄芩、益母草。

2）抗利尿：补骨脂、红花。

（11）对生殖系统的作用。

1）兴奋子宫收缩：益母草、王不留行、蒲黄、山楂、红花、麝香。

2）抑制子宫收缩：当归、川芎、香附、黄芩。

（12）促乳腺分泌：王不留行。

（13）对血液系统的作用。

1）刺激造血系统，增加红细胞及血红蛋白：鸡血藤、当归、补骨脂。

2）增加网织红细胞数量：鸡血藤。

3）增加白细胞数量：鸡血藤、丹参、麝香、穿山甲、乳香、没药、五灵脂。

4）增加血小板数量：当归、白芍、生地、三七、藕节。

（14）抗过敏：丹皮、益母草。

（15）抗风湿：三七、麝香、牛膝。

（16）降血糖：生地、葛根。

对于以上这些活血化瘀药，应结合辨证、辨病，根据其特殊作用选用，千万不要弃医存药，不加辨证对号入座地去机械运用。否则必会事与愿违，影响治疗效果。

四、掌握好与其他治法的配合运用

活血化瘀法为中医治法之一，在许多治法中具有自身特殊的作用。气滞血瘀所致疾病，除具有血瘀的共性外，还有许多各自的特点，且造成气滞血瘀的病因也多种多样，这就要求在应用活血化瘀法时，应在辨证施治的原则下，酌情配合其他治法，这样不但会提高疗效，还会加强活血化瘀的作用。现仅从加强活血化瘀作用的角度出发，将临证常配伍的治法举例说明如下。

（一）益气活血法

此种配伍法适用于气虚血瘀者。如治疗半身不遂的补阳还五汤中的当归、赤芍、地龙、川芎、桃仁、红花都是 6~9 g，唯独补气的黄芪需重用至 60~90 g。临床经常遇到，纯用活血化瘀中药治疗无效的冠心病心绞痛的患者，当加入益气的黄芪、党参、太子参或生脉散后，取得明显疗效。

（二）行气活血法

此法适用于七情内伤、气机郁滞所致血瘀证。如对于慢性肝炎和肝硬化，常用疏肝理气、活血化瘀的逍遥散加减（柴胡、茯苓、白术、生姜、薄荷、当归、杭白芍、郁金、红花等）进行治疗，有较好效果。

（三）温经活血法

血液的特性是遇寒则凝、遇温则行，故对于寒邪内犯所致血瘀证，必用温经散寒之法才能收到较好疗效，如对于胸阳不振所致冠心病，用瓜蒌薤白半夏汤加活血化瘀药可收到较好疗效。近几年，我们对表现为心率过缓、脉结代、心动悸的冠心病，用麻黄附子细辛汤合生脉散加冠心Ⅱ号进行治疗，不但使心绞痛明显好转，并且使心率加快，脉结代好转或恢复正常。对于经期后延、量少腹痛的月经不调，采用温经散寒、通经活血的少府逐瘀汤进行治疗，可收到满意效果。

（四）清热活血法

活血化瘀药配清热解毒药，适用于热邪伤络、血溢脉外引起的瘀血所致病证，如临床常见的疮、疖、痈肿和化脓性感染方面的病证。如用阑尾清化汤（金银花、蒲公英、败酱草、大黄、丹皮、赤芍、川楝子、桃仁、甘草）为主，结合辨证加减，治疗急性阑尾炎，有较好的效果；用复方大承气汤（大黄、芒硝、厚朴、枳实、莱菔子、赤芍、桃仁）和甘遂通结汤（甘遂、厚朴、大黄、赤芍、桃仁、牛膝、木香）治疗急性肠梗阻等，有较好的效果。

总之，在运用活血化瘀这一治法时还必须掌握好辨证施治的原则，熟知各药物的性味功用和特殊药理作用，抓住应用时机，恰当地和其他治法配合，如此才能更好地发挥其治疗作用。以上几点意见，仅是我们运用这一治法的粗浅体会，仅供参考。

第三节　常用活血化瘀药物和方剂

一、常用活血化瘀药物

根据历代医学文献所载，具有活血化瘀作用的常用中药约 50 种，现将目前常用的活血化瘀药，根据我们的体会结合其功用归纳如下（表1）。

表1　常用活血化瘀药物

类别	药名	性味	功用	用量/g	附注
补血活血药	当归	甘、辛，温	补血调经，活血止痛，润肠通便	9～15	抑制子宫平滑肌收缩，抗菌，抗肿瘤
	鸡血藤	微苦、甘，寒	补血调经，舒筋活血	9～15	升高白细胞
	白芍	苦、酸，微寒	补血通脉，柔肝止痛	9～15	镇静，刺激副交感神经，缓解肠痉挛
	丹参	苦，微寒	补血调经，养心安神，活血散瘀	9～30	扩张血管，抗菌，抗肿瘤，降血压
	茜草根	苦，寒	补血止血，通经活络	9～15	升高白细胞

类别	药名	性味	功用	用量/g	附注
活血化瘀药	赤芍	苦,微寒	清热凉血,活血散瘀	9~15	扩张血管,抗肿瘤,抗病毒
	红花	辛,温	活血祛瘀,通经止痛	9~15	扩张血管,降血压,兴奋子宫
	蒲黄	甘,平	活血化瘀,凉血止血	6~9	促进子宫平滑肌收缩,缩短凝血时间
	山楂	酸、甘,微温	消食化积,散瘀行滞	9~15	扩张血管,降血压,降胆固醇,促进子宫平滑肌收缩,促进胃消化酶分泌,抗菌
	苏木	甘、咸,平	行血祛瘀,止痛消肿	6~15	增加冠状动脉流量,抑制血小板聚集
	月季花	甘,温	活血调经,消肿祛瘀	6~9	抑制血小板聚集,抗肿瘤,抗真菌,抗病毒
	葛根	甘、辛,平	解肌退热,生津止渴	15~30	解热,降压,扩张脑血管和冠状动脉,解痉镇痛,降血糖
	桃仁	苦、甘,平	活血祛瘀,润肠通便	9~15	对呼吸中枢有镇静作用
破血祛瘀药	三棱	苦,平	破血祛瘀,消积止痛	9~15	抗血小板聚集,抗血栓,镇痛
	莪术	苦、辛,温	破血祛瘀,消食化积,通经止痛	9~15	抗肿瘤
	水蛭	苦,平,有毒	破血祛瘀,通络消癥	3~6	抗肿瘤,抗凝
	虻虫	苦、微辛,有毒	破血祛瘀,散结消癥	3~6	抗肿瘤
	泽兰叶	苦、辛,微温	活血祛瘀,通络	9~15	抗凝血及血栓形成,抑制血小板聚集
	干漆	辛、苦,有小毒	祛瘀通络,杀虫	3~6	抗凝,抗炎,解痉
	刘寄奴	苦,温	破血祛瘀,通经止痛	9~30	解痉,加速血液循环
	凌霄花	辛,微寒	破瘀通络,凉血调经,祛风止痒	6~12	抑制血小板聚集,抗血栓形成,抗炎,解痉,抗肿瘤

类别	药名	性味	功用	用量/g	附注
活血止痛药	乳香	辛，温	活血止痛，生肌消痈	3~9	抗肿瘤，抗菌，防腐
	没药	苦，平	活血止痛，生肌消痈	3~9	镇痛消炎，收敛，防腐，抗真菌
	延胡索	辛，微温	活血通经，利气止痛	3~9	镇痛，解痉，抗肿瘤
	罂粟壳	酸，微寒	镇静止痛，涩肠固精	6~9	止痛解痉，收敛止泻
	血竭	甘、咸，平	祛瘀止血，止痛生肌	1.5~3	抑制皮肤真菌
	五灵脂	咸，温	散瘀止痛	6~9	缓解平滑肌痉挛，抑菌
活血行气药	川芎	辛，温	活血行气，祛瘀止痛，调经解郁	9~15	扩张血管，降血压，抗肿瘤
	香附	辛、微苦、甘，平	疏肝理气，调经止痛	9~15	镇痛，抑制子宫平滑肌收缩
	郁金	辛、苦，寒	行气解郁，祛瘀止痛，疏肝利胆	9~15	促进胆汁分泌，减少尿胆原
	姜黄	苦、辛，温	活血行气，通络止痛	9~15	促进胆汁分泌，促进子宫平滑肌收缩，抑制皮肤真菌
	降香	辛，温	降气除秽，散瘀止痛	6~9	降低血液黏稠度，抑制血小板聚集
活血软坚散结药	海藻	苦、咸，寒	消痰结，散瘿瘤	9~15	含碘，抑制甲状腺激素分泌，促进炎性渗出物和病理产物吸收
	昆布	咸，寒	消痰结，散瘿瘤	9~15	含碘，抑制甲状腺激素分泌，促进炎性渗出物和病理产物吸收
	夏枯草	苦、辛，寒	清肝明目，清热散结	15~30	降压，利尿，对结核杆菌和志贺菌属有抑制作用，扩张血管
	鳖甲	咸，平	滋阴潜阳，散结消痞	9~15	含大分子胶原蛋白、碘质及维生素C等
	益母草	微苦，微寒	活血调经，利尿消肿	9~30	降血压，促进子宫平滑肌收缩
	赤小豆	甘、酸，平	清热利水，散瘀消肿	9~30	抑菌，增强细胞免疫
	天仙藤	苦，温	行气活血，止痛利尿	6~9	降血压，抑菌，抗肿瘤

类别	药名	性味	功用	用量/g	附注
活血化瘀止血药	丹皮	苦、辛，微寒	凉血清热，活血祛瘀	6～9	降血压，抑菌，使子宫黏膜充血，抗病毒
	小蓟	甘，凉	凉血止痛	9～30	降压利胆，降胆固醇，抑菌
	大蓟	甘，凉	凉血止痛，散瘀消肿，解毒医疮	9～15	降血压，止血，抗菌
	藕节	甘、涩，平	化瘀止血	9～15	止血
	生地	甘、苦，寒	清热生津，凉血止血	9～15	强心，降血糖，抑菌，促血凝
	侧柏叶	苦、涩，微寒	凉血止血	9～15	抗菌，镇咳
	黄芩	苦，寒	清热解毒，安胎止血	9～15	降血压，抗菌，抗肿瘤
	三七	甘、微苦	祛瘀止血，消肿止痛	1.5～3	扩张血管，降血压，止血
	花蕊石	酸、涩，平	止血化瘀	9～15	止血
活血通经药	牛膝	苦，微平	活血通络，补肝肾，强筋骨，利尿通淋	9～15	降压利尿，促进子宫平滑肌收缩
	王不留行	苦，平	活血通经，下乳消痈	9～15	促进子宫平滑肌收缩，通乳
	皂角刺	辛，温	活血通经，消痈止痛	6～9	抑菌，抗炎，抗凝血，抗过敏，抗肿瘤
	穿山甲	咸，微寒	活血通络，下乳，消肿排脓	9～15	升白细胞
	鬼箭羽	苦，微寒	通经活血	9～15	降血糖，降血脂
温经活血药	桂枝	辛、甘，温	发汗解表，温通经脉	6～12	强心，抗菌，促进胃液分泌，扩张皮肤血管，刺激汗腺分泌，解除内脏平滑肌痉挛
	薤白	辛、苦，温	温中通阳，理气宽胸	9～15	抑菌
	白芷	辛，温	祛风解毒，消肿止痛	6～9	镇痛
	吴茱萸	辛、苦，热，有小毒	温中散寒，燥湿疏肝，止呕，止痛	3～6	镇痛，收缩子宫，杀虫，抑菌
	肉桂	甘、辛，大热	温中补阳，散寒止痛	3～6	扩张血管，增强消化功能，缓解胃肠痉挛
	苏木	甘、咸，平	行血祛瘀，止痛消肿	6～15	强心，抑菌
接骨祛瘀药	骨碎补	苦，温	补肾接骨，活血止痛	9～15	降血佛，抗动脉粥样硬化，镇静，镇痛
	自然铜	辛，平	续筋接骨，散瘀止痛	3～9	加强骨折的愈合强度

类别	药 名	性 味	功 用	用量/g	附 注
活血化瘀明目药	茺蔚子	辛、甘，微寒	活血调经，清肝明目	3～9	降血压、降血脂
	夜明砂	辛，寒	活血消积，清热明目	3～9	含维生素A
活血开窍醒神药	麝香	辛，温	开窍醒神，通经活络，催产下胎，散结消痈	0.03～0.1	改善脑循环，增强心肌收缩力，扩张血管，抗炎、抗肿瘤
	石菖蒲	辛，温	开窍醒神，行气活血	3～9	镇静，抗惊厥，抗抑郁，解痉，抗血栓

二、常用活血化瘀方剂

有关活血化瘀的方剂，在历代中医文献中都有许多记载，特别是近几年，随着活血化瘀法在临床的广泛应用，新创和由古方化裁的方剂更是繁多，现仅将目前常用且疗效较好，同时又具有代表性的方剂，介绍如下。

（一）养血活血方：桃红四物汤

药物组成：熟地、当归、川芎、白芍、桃仁、红花。

主治：体弱血亏，脉络失充，久而成瘀者，如冠心病心绞痛、血虚引起的闭经和痛经等。

（二）益气活血方：补阳还五汤

药物组成：黄芪、当归、地龙、川芎、桃仁、红花。

主治：气虚所致血瘀证，如脑血栓形成。

（三）行气活血方：血府逐瘀汤

药物组成：柴胡、枳壳、甘草、桔梗、当归、赤芍、生地、桃仁、红花、川芎、牛膝。

主治：七情内伤，气机不利所致气滞血瘀证，如慢性肝炎、早期肝硬化等。

（四）温经活血方：少府逐瘀汤

药物组成：小茴香、炮姜、肉桂、延胡索、五灵脂、没药、川芎、当归、蒲黄、赤芍。

主治：寒邪内侵所致瘀血证，如痛经、子宫肌瘤、肠粘连等。

（五）活血止痛方：活络效灵丹

药物组成：当归、丹参、乳香、没药。

主治：各种原因引起的瘀血作痛，如外伤瘀血作痛、闭经腹痛、胸痹心痛等。

（六）清热解毒活血方：四妙勇安汤

药物组成：当归、金银花、玄参、甘草。

主治：血瘀化热所致红肿溃烂，如血栓闭塞性脉管炎、痈疽初期或溃后难敛口者。

（七）攻下活血方：桃仁承气汤

药物组成：桃仁、大黄、桂枝、甘草、芒硝。

主治：热邪内伤、瘀热内结所致瘀证，如阑尾炎等。

（八）活血通脉方：佛手散

药物组成：川芎、当归。

主治：一切气滞血瘀所致疾病（可以佛手散为基础方加味应用）。

（九）活血软坚方：鳖甲煎丸

药物组成：鳖甲、大黄、土鳖虫、桃仁、硝石、丹皮、鼠妇、凌霄花、厚朴、半夏、射干、蜂房、蜣螂、石苇、瞿麦、葶苈子、柴胡、桂枝、黄芩、干姜、党参、阿胶、白芍。

主治：气滞血瘀所致癥瘕积聚，如慢性白血病、肝硬化、疟疾所致肝脾肿大等。

（十）通窍活血方：通窍活血汤

药物组成：桃仁、红花、赤芍、川芎、麝香、生姜、大枣。

主治：血瘀于上所致病证，如外伤所致头痛头晕、眼内出血、酒糟鼻等。

（十一）祛风活络方：身痛逐瘀汤

药物组成：桃仁、红花、川芎、当归、没药、五灵脂、牛膝、地龙、秦艽、香附、甘草。

主治：血瘀脉络所致周身疼痛，如风湿性关节炎、类风湿关节炎。

（十二）疏肝活血方：七制香附丸

药物组成：当归、川芎、红花、丹皮、三棱、莪术、延胡索、艾叶、香附、乌药、柴胡、乌梅。

主治：肝郁血瘀证，如慢性肝炎、痛经、肋间神经痛。

（十三）解毒止痛活血方：醒消丸

药物组成：乳香、没药、麝香、雄黄。

主治：痈肿阳证，如急性淋巴结炎、颈淋巴结结核、血栓闭塞性脉管炎后期痛甚者，疖肿初期。

（十四）止血通络方：三七白及散

药物组成：白及、三七。

主治：咯血、吐血、衄血等。

（十五）清热明目活血方：归芍红花散

药物组成：生地、赤芍、红花、当归、大黄、黄连、黄芩、栀子、防风、白芷、甘草。

主治：沙眼、急性结膜炎、痘疹性结膜炎、角膜炎。

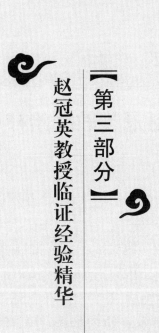

【第三部分】赵冠英教授临证经验精华

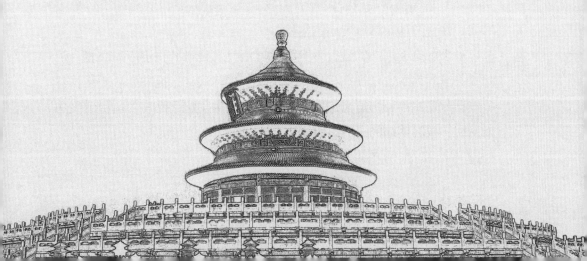

第八章　赵冠英教授治疗肿瘤的经验

肿瘤患者需要住院治疗，且大部分患者都采用中西医结合的治疗方法，其原则如下。

（1）手术前：一般气血双补，以调理脏腑功能为主。常用八珍汤、保元汤、正元饮、十全大补汤、河车大造丸等，再结合临床症状和肿瘤发生的脏腑等进行辨证加减。

（2）手术后：一般肿瘤术后都存在着伤气破血等所致虚证，再加上手术易造成局部瘀血炎症反应，另外还存在肿瘤细胞转移的危险因素，故在扶正的基础上应加入具有清热解毒和活血化瘀作用的药物。具体方药可根据辨证结合清热解毒药、活血化瘀药的功能主治选用。

（3）化学药物治疗期间：化学治疗药物，性寒，有毒，易损伤脾胃和气血，故治以温中健脾、和胃养血之法，酌用香砂六君子汤加枸杞子、鸡血藤、茜草根、当归、大枣等，以减轻化学药物治疗的毒副作用，增强化学药物治疗的效果。

（4）放射治疗期间：放射治疗性热，易伤阴精和气血，故宜治以养阴生津、补气养血，酌用大补元煎、龟鹿二仙膏等辨证加减，以提高放射治疗之效果，减轻其毒副作用。

（5）肿瘤缓解期或稳定期：治以扶正祛邪为主，以提高机体免疫功能、强身健体、抑制肿瘤的复发。

对于肿瘤晚期不能进行手术和放射治疗及化学药物治疗的患者，治以扶正培本为主，以提高机体免疫功能、减轻病证、提高生活质量，然后根据辨证施治原则适当加解毒抗肿瘤、消炎化瘀之品，以达到延缓病情发展、减轻疼痛的目的。

第一节 食管癌

食管癌为消化道恶性肿瘤之一，发病率仅次于胃癌，以发于食管中段者（多为鳞癌）最多见，发于下段者（多为腺癌）次之。食管癌属于中医"噎膈"的范畴。

一、病因

（1）食用霉变食物、亚硝胺类化合物，饮食习惯不良（如进食过快，喜粗硬和过热食物），酗酒，吸烟，营养不良（如缺乏维生素 A、维生素 B、维生素 C），慢性炎症刺激，遗传因素，某些微量元素缺乏等。

（2）情志失调。《医宗必读》曰："悲思忧恚则脾胃受伤，血液渐耗，郁气生痰，痰则塞而不通，气则上而不下，妨碍道路，饮食难进，噎塞所由成也。"

（3）饮食淫欲。李梴《医学入门》云："病因……饮食淫欲而动脾胃肝肾之火，或因杂病误服辛香燥药，俱令血液衰耗、胃脘枯槁。"《医门法律》云："过饮滚酒，多成膈证。"

（4）痰血瘀结。徐灵胎云："噎膈之证，必有瘀血、顽痰、逆气阻隔胃气。"

总之，情志失调、过食辛辣、食用霉变之食等易损伤食管而致病；痰邪阻塞经络，夹瘀血气滞，可结于食管而致病。

二、治法及用药

（1）益气养阴，消炎解毒。在食管癌早期，无吞咽困难阶段多用此法。方药：党参、白术、茯苓、生甘草、白芍、麦冬、沙参、广山豆根、急性子、冬凌草、桃核枝。

（2）疏肝健脾，降逆开关。轻微哽噎时用此法。方药：党参、白术、茯苓、柴胡、白芍、急性子、海藻、生半夏、冬凌草、胆南星、海蛤粉、守宫等。

（3）活血化瘀，攻毒开关。多用于哽噎明显者。方药：黄芪、当归、莪术、威灵仙、冬凌草、守宫、蟾皮、芦笋、青龙衣等。

（4）软坚散结，消炎攻毒。多用于食管癌晚期，吞咽困难阶段。方药：六神丸（每次 10 粒，含化慢咽，每日 4 次）、开关散（青黛 4.5 g、柿霜 1.5 g、海蛤粉 30 g、硼砂 9 g、白糖 60 g，共研细粉，每次含化 0.9～1.5 g，每日 4～5 次）、梅花点舌丹［每次 2～3 粒（约 0.15 g），每日 2 次，先饮水 1 口，将药放在舌上，以口麻为度，再用温黄酒或温开水送下］。

常用抗癌中药及参考用量：蚤休 30 g，急性子 15～30 g，蜣螂 15 g，夏枯草 15 g，海带 15 g，猫眼草 30 g，人工牛黄 6 g，硇砂（氧化铵）0.3～0.6 g，威灵仙 60 g，八月札 12 g，白花蛇舌草 30 g，瓦楞子 30 g，天南星 9 g，蜈蚣 9 g，冬凌草 15 g，山豆根 9 g，黄药子 10～15 g，石见穿 15 g，乌骨藤 15 g，干蟾皮 6 g，猴头菇 15 g，刀豆子 15 g，藤梨根 15 g，鬼针草 15～30 g，料姜石 90 g，蟾酥 0.015～0.02 g。

附注

料姜石，又名姜石、礓砾，是一种混杂在黄土中的天然产物，含锌、硒、铬、钼、镁、铜、铁、钨、锰、钴、锗、锡、钠、硅等元素，无毒，有止血利痰、杀菌消炎、预防肿瘤、抗肿瘤等作用，可降低水中亚硝胺的含量。

蟾酥，辛，温，有毒，对多种癌细胞有治疗作用，并有强心、局部麻醉、兴奋呼吸中枢和升血压作用。使用时应注意其蓄积作用。

三、中西医结合治疗

对于食管癌，一般采用西医手术治疗、放射治疗、化学药物治疗，结合中医治疗。

（一）手术后的中医治疗

术后伤气破血，血瘀邪蕴，治以补中益气、化瘀清解，方用人参归脾汤合化瘀清解药［党参 15 g、白术 15 g、茯苓 15 g、炙甘草 6 g、黄芪

20 g、当归 15 g、白芍 20 g、砂仁 6 g（后下）、麦芽 10 g、神曲 10 g、山楂 10 g、冬凌草 15 g、急性子 15 g、黄芩 15 g、麦冬 15 g、莪术 15 g、三七粉 3 g（冲服）]。

（二）化学药物治疗期间中医药治疗

化学药物治疗不但会伤气耗血，并且会损伤脾胃的消化功能，因此治宜健脾和胃、扶正培本，方用六君子汤合四物汤加减 [党参 15 g、茯苓 15 g、白术 15 g、甘草 6 g、砂仁 6 g（后下）、陈皮 10 g、鸡血藤 15 g、枸杞子 15 g、茜草根 15 g、麦冬 15 g、沙参 15 g]。

（三）放射治疗期间中医药治疗

放射治疗属热毒，易损伤食管黏膜，引起食管炎，又能损伤气血和脾胃功能，临证时应辨证、辨病相结合。

放射性食管炎：治以养阴清热为法。方药：党参 15 g、白术 15 g、茯苓 15 g、甘草 8 g、沙参 15 g、天冬 15 g、玄参 15 g、急性子 12 g、青果 10 g、冬凌草 15 g、威灵仙 15 g、黄芩 15 g。

临证时要依辨证施治原则进行加减。

第二节　胃　癌

胃癌是常见的恶性肿瘤，约占消化系统肿瘤的 1/2，按形态大致可分为表浅型、巨块型、溃疡型、弥漫浸润型和溃疡浸润型，从组织学角度可分为腺癌、黏液腺癌、实性癌、未分化癌。弥漫浸润型胃癌多见于青壮年，预后差。胃癌属于中医"反胃""伏梁""癥积"的范畴。

一、病因

（1）禀赋不足（即遗传因素）。

（2）七情内伤。《扁鹊心书》云："若伤之最重，再兼六欲七情有损者，则饮蓄于中焦，令人朝食暮吐，名曰翻胃。"

（3）伤食败胃。饮食不节，过食辛辣，脾胃受损，邪毒瘀结而致癥积。正如《景岳全书》所云："或以酷饮无度，伤于酒湿，或以纵食生冷，败其真阳……致损胃气而然。"

（4）脾胃久虚。胃病久治不愈，化热伤络，邪血互结而成积。

二、法治及用药

（1）胃体阴用阳，故首选补中养阴之品，如党参、白术、茯苓、甘草、石斛、麦冬、枸杞子、黄芪等。

（2）胃主受纳和化降，故应选用降气助化的砂仁、麦芽、神曲、山楂、鸡内金、苏梗、佛手、陈皮、香橼皮、荜澄茄、乌药等。

（3）邪毒互结成瘤，宜选用化瘀散结药，如莪术、三七、土鳖虫、山慈姑、土贝母、皂角刺。

（4）临床中若癌毒较盛，还应加以攻毒抗肿瘤药，如蒲公英、薏苡仁、仙人掌、草河车、藤梨根、蜂房、水杨梅、青龙衣、土茯苓。

三、中西医结合治疗

在西医手术治疗、化学药物治疗胃癌的同时，进行中医治疗。

（一）胃癌术后中医治疗

胃癌为本虚标实之证，手术又大伤人体之气血，损伤脾胃的消化功能，导致气血两亏，升降失司，气滞血瘀，故治宜益气养血、调理脾胃、化瘀清解，药用党参、白术、茯苓、麦芽、神曲、山楂、薏苡仁、蒲公英、莪术、白花蛇舌草、乌药、石斛等，并随证加减。

（二）化学药物治疗期间中医治疗

对于化学药物治疗期间的消化道反应，治以健脾和胃、止吐降逆，以香砂六君子汤、橘皮竹茹汤加减，药用党参、炒白术、茯苓、甘草、砂仁、麦芽、神曲、山楂、竹茹、姜半夏等。对于化学药物治疗引起的骨髓抑制，因毒物损伤气血和肝肾，故治以补气养血、滋补肝肾，方用八珍汤合归脾汤加减，药用党参、白术、茯苓、当归、白芍、枸杞子、黄芪、鸡血藤、茜草根、大枣、阿胶、鹿角胶等。

附：萎缩性胃炎的中医治疗

胃为阳土，多气多血，喜润恶燥，喜通恶滞。萎缩性胃炎多为标本虚实错杂之证，临床多见气滞、郁热、血瘀、邪毒同时存在。对于此病，分型施治难以兼及，赵冠英教授根据上述中医理论结合胃镜所见和病理变化，总结出补中和胃、养阴化瘀、疏肝解毒的参柴补中汤（党参、炒白术、茯苓、甘草、柴胡、炒枳壳、白芍、乌药、麦芽、神曲、山楂、莪术、吴茱萸、黄连、白花蛇舌草）。临床使用此方时应随证加减：胃阴不足、胃酸缺乏者，加乌梅、鸡内金、石斛、沙参；肠上皮化生或不典型增生者，加炮穿山甲、山慈姑、水蛭；合并胃溃疡者，加白及、乌贼骨、浙贝母、黄芪；并发幽门螺杆菌者，加蒲公英、虎杖、蚤休、薏苡仁。

第三节 肝 癌

肝癌分原发性肝癌和继发性肝癌，可发生于任何年龄，多发生于青壮年，男性发病率高于女性，为我国常见肿瘤之一。肝癌属于中医"肝积""息贲""痞气""癥结""癖黄"的范畴。

一、病因

（1）乙肝久治不愈。邪毒内蕴于肝，肝气郁滞，血瘀邪毒相结而成肝积。

（2）饮食不节。食用黄曲霉素、亚硝胺类化合物等化学致癌物质。《圣济总录》云："积气在腹中……癥也。此由寒温失宜，饮食不节，致脏腑气虚弱，食饮不消，按之其状如杯盘牢结。"

（3）酗酒。酗酒日久，可致肝硬化；肝硬化调治失当可发展成肝癌。《诸病源候论·黄疸候》云："黄疸之病，此由酒食过度，腑脏不和，水谷相并，积于脾胃，复为风湿所搏，瘀结不散……黄疸也。"

（4）禀赋不足，后天失养，七情内伤。正气虚弱，脏腑气血失调，七情内伤，疫毒内犯，瘀结于肝而成积。

二、治法及用药

（1）肝体阴，治必用滋阴软坚之品，如白芍、鳖甲、昆布、海藻、夏枯草、牡蛎、龟板。

（2）肝气以疏为要，治必用疏肝解郁药，如柴胡、郁金、佛手、青皮、木香、砂仁、娑罗子、香橼皮。

（3）肝郁易克脾土，治宜用健脾和胃药，如党参、白术、黄芪、茯苓、薏苡仁、山楂、甘草、鸡内金。

（4）肝藏血而易致血瘀，治宜酌用活血化瘀药，如赤芍、丹参、三七、三棱、莪术、王不留行、水红花子、土鳖虫、蝼蛄、泽兰、虎杖。

（5）有毒者攻之，治应辨病、辨证相参，选用下列攻毒之品：蟾蜍粉 1.5 g、蜈蚣 3 ~ 6 条、守宫 3 条、水蛭 5 ~ 9 g、穿山甲 6 g、全蝎 1.5 ~ 9 g、核桃枝 30 g、山豆根 12 g、白花蛇舌草 15 g、半枝莲 20 g、蜀羊泉 15 ~ 30 g、石见穿 15 ~ 30 g、八月札 9 g、蒲公英 15 g、仙鹤草 15 ~ 30 g、藤梨根 30 g、菝葜 15 ~ 30 g、红藤 15 g、蛇莓 30 g、龙葵 15 ~ 30 g、铁树叶 30 g、石上柏 30 g、白毛藤 30 g、冬凌草 15 ~ 30 g。

（6）中晚期患者，主要以扶正为本，忌用猛攻破血之剂，以益气活血、软坚散结、解毒抗癌为主要方法。常用方：黄芪 20 g、党参 15 g、白术 15 g、柴胡 12 g、虎杖 15 g、灵芝 12 g、茯苓 15 g、鳖甲 15 g、莪术 15 g、白花蛇舌草 15 g、田基黄 15 g、青皮 10 g、陈皮 10 g、薏苡仁 15 g、佛手 10 g、水红花子 15 g、鸡内金 10 g、赤芍 15 g、三七粉 3 g（冲服）、乌骨藤 15 g、水杨梅根 15 g、凤尾草 15 g。

三、中西医结合治疗

肝癌术后的中医药治疗：手术多损伤气血，对于术后以肝郁脾虚为主证的患者，可治以益气养血、疏肝健脾为主，佐以活血解毒，方用八珍汤、保元汤、大黄䗪虫丸加减〔黄芪 15 g、当归 15 g、党参 15 g、白术 15 g、茯苓 15 g、白芍 15 g、柴胡 12 g、麦芽 10 g、神曲 10 g、山楂

10 g、茵陈 15 g、焦栀子 10 g、三七粉 3 g（冲服）、郁金 12 g、白花蛇舌草15 g、黄芩 15 g、莪术 15 g、虎杖 15 g]。

肝栓塞化疗后的中医药治疗：肝栓塞化疗易致肝郁脾虚、伤气破血证，故治以疏肝健脾、益气养血，药用党参 15 g、白术15 g、茯苓 15 g、甘草6 g、砂仁6 g、麦芽 10 g、神曲 10 g、山楂 10 g、黄芪 20 g、白芍 15 g、柴胡 12 g、黄芩 15 g、莱菔子 15 g、丹参 15 g、焦栀子 8 g、当归 15 g。临证时还需随证加减：体温高者，加板蓝根、白花蛇舌草、半枝莲、蒲公英；肝区疼痛者，加延胡索、炒川楝子、罂粟壳；骨髓抑制、贫血者，加鸡血藤、茜草根、枸杞子、阿胶、鹿角胶、大枣等。

第四节　大　肠　癌

大肠癌包括结肠癌和直肠癌，为消化道常见的恶性肿瘤。大肠癌按组织学分类以腺癌最多，其余为印戒细胞癌及未分化癌；按形态分类有肿块型、溃疡型、浸润型。大肠癌属于中医"伏梁""肠覃""肠风"的范畴。

一、病因

（1）慢性结肠疾病。大肠传导不健，湿热瘀毒互结，大肠经络瘀阻，久而成积。

（2）禀赋不足，饮食不调。遗传基因加嗜食肥甘厚味，滋湿生热，内外因相并，瘀血败痰，久积成块。

二、治法及用药

（1）健脾益气，药用党参、炒白术、茯苓、黄芪、薏苡仁、太子参、甘草。

（2）升清降浊，药用生大黄、枳实、厚朴、莱菔子、焦槟榔、番泻叶。

（3）清热凉血，药用三七粉、槐花、生地、地榆炭、仙鹤草、五倍子、蒲黄炭、大蓟、小蓟。

（4）消炎抗癌，药用红藤、肿节风、无花果、薏苡仁、水杨梅根、土茯苓、藤梨根、虎杖、白花蛇舌草、菝葜。

三、中西医药治疗

赵冠英教授认为，Ⅰ期肿瘤手术后，可单纯应用中医药治疗，并坚持治疗 3~5 年，多数可达到临床治愈。对于Ⅱ~Ⅲ期肿瘤，不但应及时手术，还要进行化学药物治疗或放射治疗。此时中医药的主要治疗原则是增加放射治疗及化学药物治疗的敏感度和减轻放射治疗及化学药物治疗的毒副作用。放射治疗及化学药物治疗结束后，中医药治疗应以扶正抗癌结合辨证施治为主。患晚期肿瘤且失去手术机会者，若身体情况尚好、肿瘤对放射治疗及化学药物治疗尚敏感，可进行中西医相结合治疗；若患者的身体状态不好、肿瘤对放射治疗及化学药物治疗不敏感，应采用中医扶正祛邪等方法进行治疗，达到提高患者生活质量、延长患者生存期、减少病痛的目的。中医药的具体运用如下。

（一）早期肿瘤手术后的中医药治疗

治法：健脾益气，化瘀抗癌。方药：党参 15 g、白术 15 g、茯苓 15 g、白芍 15 g、砂仁 6 g（后下）、甘草 6 g、生薏苡仁 15 g、怀山药 15 g、白头翁 15 g、红藤 15 g、虎杖 15 g、白花蛇舌草 15 g。辨证加减：腹胀、纳差者，加麦芽 10 g、神曲 10 g、山楂 10 g、鸡内金 10 g、莱菔子 15 g、炒枳壳 15 g、乌药 15 g；便溏、大便次数多者，加补骨脂 10 g、肉豆蔻 6 g、乌梅 10 g、诃子 10 g、黄连 6 g；手术部位疼痛者，加延胡索 10 g、五灵脂 10 g、蒲黄 10 g。

（二）化学药物治疗配合中医药常用方药

治法：健脾和胃。方药：党参 15 g、白术 15 g、茯苓 15 g、黄芪 30 g、当归 15 g、甘草 6 g、怀山药 15 g、枸杞子 15 g、鸡血藤 15 g、陈皮 10 g、砂仁 6 g（后下）。临证时随证加减。

（三）放射治疗配合中医药常用方药

治法：健脾益肾，养阴补血。方药：黄芪 15 g、当归 15 g、太子参

15 g、玉竹 15 g、天冬 15 g、沙参 15 g、白术 15 g、女贞子 15 g、枸杞子
15 g、鸡血藤 15 g、补骨脂 12 g、陈皮 10 g、茜草根 15 g、鹿角胶 10 g
（烊化）。临证时随证加减。

第五节　肺　癌

肺癌已居我国常见恶性肿瘤之首，98% 发生于支气管壁，按发生部
位可分为中心型、周围型，根据病理类型可分为鳞状上皮癌、腺癌、细
支气管肺泡癌、未分化癌等。肺癌属于中医"肺积""息贲"的范畴。

一、病因

（1）空气污染和吸烟。肺为娇脏，主呼吸，不论是空气污染还是
吸烟都会损伤肺，久之肺伤成积。

（2）慢性肺疾。《杂病源流犀烛》云："痞者……邪积胸中，阻塞
气道，气不宣通，为痰、为食、为血，皆得与正相搏，邪既胜，正不得
而制之，遂结成形而有块。"

（3）禀赋不足，七情内伤。《济生方》云："积者，生于五脏之阴
气也……此由阴阳不和，脏腑虚弱，风邪搏之，所以为积为聚也。有如
忧思喜怒之气……过则伤乎五脏，逆于四肢，传克不行，乃留结而为五
积。"张元素认为，壮人无积，虚人则有之。总之，正气虚损，七情内
伤，外邪犯肺，肺气贲郁，宣降失司，津液不布，积聚成痰，痰凝气
滞，血行受阻，痰瘀留结而成息贲。

二、治法及用药

（1）益气固表，药用黄芪、白术、防风、冬虫夏草、人参、刺五
加、蛤蚧、高山红景天。

（2）止咳化痰，药用麻黄、杏仁、前胡、百部、橘红、沙参、枇
杷叶、桔梗、贝母、天冬、紫菀、制南星。

（3）清肺止血，药用黄芩、鱼腥草、白花蛇舌草、知母、仙鹤草、

白及、藕节、云南白药、三七粉。

（4）解毒抗癌，药用蜂房、龙葵、蜈蚣、猪苓、山慈姑、乌骨藤、青核桃枝、广山豆根、蜈蚣、白英、白毛夏枯草、金荞麦、蛇毒、瓜蒌。

三、经验方

（一）未分化癌和腺癌的中医药治疗

方药：黄芪20 g、炒白术20 g、沙参15 g、半夏8 g、百部15 g、杏仁12 g、橘红12 g、桔梗12 g、黄芩15 g、龙葵15 g、山豆根8 g、仙鹤草15 g、瓜蒌15 g、天南星6 g、土贝母15 g、三七粉3 g（冲服）。

辨证加减：抗癌，加料姜石、青核桃枝、蛇莓、白英、半枝莲、蜂房、山慈姑、金荞麦等；胸腔积液，酌加葶苈子、桑白皮、猪苓、车前子、商陆；咯血，酌加白及、藕节、云南白药；痰多难咳，酌加海浮石、鹅管石、猪牙皂及蛇胆陈皮散；高热，酌加生石膏、羚羊角粉和牛黄清热散、紫雪散、梅花点舌丹等；淋巴结转移，酌加猫爪草、山慈姑和犀黄丸、小金丹、醒消丸等。

（二）手术后中医药治疗

手术易伤气破血，肺脏损伤，局部瘀血发炎，治以补气养血、清热化瘀、润肺化痰。方药：黄芪20 g、西洋参6 g、白术15 g、茯苓15 g、沙参15 g、当归15 g、仙鹤草15 g、冬虫夏草6 g、枇杷叶8 g、川贝母8 g、橘红10 g、莪术15 g、白芍15 g、白花蛇舌草15 g、三七粉3 g（冲服）。

（三）放射性肺炎的中医药治疗

热毒损肺，瘀血痰浊内结，治以益气养阴、清热化痰。方药：黄芪15 g、西洋参6 g、沙参15 g、天冬15 g、知母15 g、枇杷叶12 g、前胡10 g、玄参15 g、白芍15 g、丹参15 g、莪术15 g、杏仁15 g、瓜蒌15 g、黄芩15 g、白花蛇舌草15 g。

（四）化学药物治疗引起胃肠道反应的中医药治疗

化学药物治疗属寒毒，易损伤脾胃，致升降失调，而引起恶心呕吐、口腔溃疡等，治以健脾和胃、降逆助化。方药：党参 15 g、白术 15 g、茯苓 15 g、陈皮 12 g、半夏 8 g、砂仁 6 g（后下）、竹茹 6 g、麦芽 10 g、神曲 10 g、山楂 10 g、生薏苡仁 15 g、苏梗 8 g、枸杞子 15 g、鸡血藤 15 g、大枣 6 枚。

（五）放射治疗及化学药物治疗致骨髓抑制发生贫血的中医药治疗

治法：补脾益肾、益气养血。方药：黄芪 20 g、当归 15 g、枸杞子 15 g、鸡血藤 15 g、茜草根 15 g、阿胶 10 g（烊化）、补骨脂 10 g、鹿角胶 10 g（烊化）、大枣 6 枚、党参 15 g、炒麦芽 10 g、炒神曲 10 g、炒山楂 10 g。

第六节　宫　颈　癌

宫颈癌发病率居女性肿瘤发病率的第二位。宫颈癌一般预后较好，按组织类型分为鳞状细胞癌、腺癌和混合癌等。宫颈癌属于中医"带下""癥瘕""阴蕈"等范畴。

一、病因

（1）脾肾两虚。早婚、早育、多产、遗传等致脾肾两虚，营养不良，邪毒乘虚内犯，久蕴成疾。

（2）宫颈损伤。人工流产、性交过频和不洁等，致邪毒瘀血互结而发癥瘕。

二、治法及用药

（1）补脾肾、调冲任，药用黄芪、党参、白术、茯苓、补骨脂、女贞子、旱莲草、枸杞子、鹿角胶。

（2）化瘀消积，药用三棱、莪术、土鳖虫、龟板、昆布、炮穿山甲、没药、三七粉、乳香、桃仁。

（3）凉血止血，药用仙鹤草、地榆、阿胶、藕节、云南白药、赤石脂、槐角、生地炭。

（4）解毒抗癌，药用干蟾皮、石上柏、菝葜、败酱草、野百合、蜈蚣、白英、水杨梅、蛇床子、白花蛇舌草、土茯苓、薏苡仁。

三、中医药治疗

手术后的中医药治疗方法为补气养血、消炎化瘀，药用黄芪、党参、当归、白术、白芍、莪术、小蓟、虎杖、白花蛇舌草。

放射治疗后胃肠道反应的中医药治法为健脾和胃、降逆止呕，药用党参、白术、茯苓、甘草、陈皮、半夏、竹茹、砂仁、乌药、麦芽、神曲、山楂、大枣、石斛。

放射治疗引起的骨髓抑制的中医药治法为健脾益肾、补气养血，药用党参、白术、黄芪、当归、鸡血藤、茜草根、枸杞子、阿胶、大枣、补骨脂、女贞子、陈皮。

放射治疗引起的阴道黏膜损伤的中医药治法为养阴清热、化瘀解毒，药用黄精、白芍、枸杞子、女贞子、生地、天花粉、苦参、黄柏、白花蛇舌草、薏苡仁、蛇床子、莪术、土茯苓。

第七节　乳　腺　癌

乳腺癌是最常见的女性恶性肿瘤之一，发病率仅次于宫颈癌，好发于40～59岁。乳腺癌属于中医"乳石痈""乳岩""妬乳"的范畴。

一、病因

（1）肾虚、冲任失调。40岁以后，肾气虚衰，冲任失调，卵巢功能减退，垂体前叶的功能增强，雄激素产生过多，引起乳房上皮细胞过度增生，易造成乳腺癌的发生。

（2）脾虚痰结。脾虚运化失司，聚湿成痰，痰血互结于乳腺，或过食膏粱厚味，痰结于乳腺，久留成积。

（3）禀赋不足。乳腺发育不良，或乳腺囊性增生等，久存失治亦可能癌变。

（4）情志内伤。《外科正宗》云："又忧郁伤肝，思虑伤脾，积想在心，所愿不得，致经络痞涩，聚结成核。"

二、治法及用药

（1）疏肝解郁，药用柴胡、蒲公英、青皮、橘核、川楝子、香附。

（2）软坚散结，药用夏枯草、海藻、牡蛎、山慈姑、土贝母、天花粉、山海螺、皂角刺。

（3）补肾、调冲任，药用补骨脂、淫羊藿、枸杞子、女贞子、旱莲草、鹿角片、肉苁蓉、黄芪、党参。

（4）活血化瘀，药用莪术、白芍、王不留行、穿山甲、当归、漏芦、丹参、泽兰、桃仁、红花。

（5）解毒抗癌，药用山慈姑、土贝母、虎杖、贯众、蚤休、紫花地丁、白花蛇舌草、蛇莓、白英、乌骨藤、蜂房、犀黄丸、醒消丸。

三、经验方

柴胡 12 g、黄芩 15 g、蒲公英 15 g、青皮 10 g、山慈姑 12 g、夏枯草 15 g、王不留行 15 g、莪术 15 g、橘核 15 g、三七粉 3 g（冲服）、犀黄丸 3 g（分冲）。

随证酌加以上五法用药。

四、手术后及放射治疗、化学药物治疗后的中医药治疗

（一）手术后的中医药治疗

因为手术、创伤和炎症，局部血液和淋巴系统回流受阻，若水肿久不消退，可用益气活血、消炎之法，方用补阳还五汤加减［生黄芪 30 g、当归 15 g、赤芍 15 g、穿山甲 12 g、莪术 15 g、泽兰 10 g、王不留行 15 g、犀黄丸 3 g（分冲）、白花蛇舌草 15 g、蒲公英 15 g］。

（二）放射治疗、化学药物治疗引起的胃肠道反应的中医药治疗

放射治疗、化学药物治疗对人体也有损害作用，病因分别属于热毒

及寒毒，易损伤胃阴及脾阳，影响脾胃之升降功能，导致食欲减退、恶心呕吐等症。治法：健脾和胃，止吐降逆。方药：香砂六君子汤合橘皮竹茹汤加减（党参 15 g、白术 15 g、茯苓 15 g、甘草 6 g、砂仁 6 g、陈皮 10 g、竹茹 6 g、生姜 3 g、半夏 8 g、麦冬 15 g、石斛 12 g、大枣 6 枚）。

（三）放射治疗、化学药物治疗引起的白细胞减少的中医药治疗

对于长时间或反复放射治疗、化学药物治疗引起的白细胞减少证属脾肾两虚、精血虚损者，治以健脾益肾、滋阴补血。方药：党参 15 g、白术 15 g、茯苓 15 g、枸杞子 15 g、菟丝子 12 g、黄芪 20 g、当归 15 g、熟地 10 g、阿胶 10 g（烊化）、沙参 15 g、鸡血藤 15 g、茜草根 15 g、大枣 6 枚、天冬 15 g、麦冬 15 g。

附：乳腺增生

乳腺增生属于中医"乳癖"的范畴，是以乳腺上皮和纤维组织增生为主，有时伴有囊肿形成和上皮化生的一种良性疾病，多见于 30 ~ 40 岁的女性。

（一）病因

（1）肝肾两虚，冲任失调。肾藏精，肾虚精亏，垂体前叶激素分泌过多，卵巢内分泌失调，黄体素分泌减少，雌激素增多，促使乳腺发生病变。

（2）七情内伤。郁怒伤肝，则肝失疏泄，肝气郁结。思虑伤脾，脾则失健运，痰湿内生。气痰互结，阻塞乳房之经脉而形成乳癖。

（二）治法及用药

（1）疏肝理气，药用柴胡、郁金、橘核、香附、青皮、川楝子。

（2）健脾利湿，药用白术、茯苓、黄芪、党参、山药、薏苡仁。

（3）软坚散结，药用山慈姑、昆布、海藻、穿山甲、夏枯草、皂角刺、浙贝母、龟板。

（4）活血化瘀，药用白芍、丹参、三棱、莪术、瓜蒌、王不留行、犀黄丸、土鳖虫、山楂、桃仁。

（5）补肾、调冲任，药用淫羊藿、巴戟天、补骨脂、鹿角霜、制首乌、肉苁蓉、仙茅、枸杞子。

（三）经验方

治以疏肝益肾、软坚化瘀，以逍遥散合二仙汤加减：柴胡12 g、当归15 g、白芍15 g、橘核15 g、昆布12 g、海藻12 g、青皮10 g、山慈姑10 g、淫羊藿10 g、仙茅10 g、王不留行15 g、穿山甲10 g。

随证加减：肿块坚硬者，加犀黄丸3 g（分冲）、皂角刺15 g、蒲公英15 g、山楂10 g、莪术15 g；疼痛明显者，加延胡索10 g、川楝子10 g、全蝎6 g；月经量少者，加补骨脂12 g、丹参15 g、益母草15 g、鹿角霜10 g、枸杞子15 g、熟地10 g。

第九章　赵冠英教授治疗糖尿病的经验

　　糖尿病在中医文献中被称为消渴病（又称渴病、肺渴、消瘅），始见于《黄帝内经》"五脏皆柔弱者，善病消瘅"。关于糖尿病的病因、症状和治疗，在历代诸多典籍中，都有较详细的论述，这些典籍以《黄帝内经》《金匮要略》《千金方》《圣济总录》《普济方》《医宗金鉴》为代表，它们分别集上古、汉、唐、宋、明、清以前内容之大成，是当今研究糖尿病的珍贵参考资料。糖尿病主要分为 1 型糖尿病和 2 型糖尿病。2 型糖尿病多无三消症状，主要靠实验室检测确定。根据糖尿病的分型和比例，1 型糖尿病仅占糖尿病的 5%，2 型糖尿病占 90% 以上，另外还有极少数的妊娠糖尿病和胰腺病变、胰岛素受体异常、化学毒物等导致的糖尿病。

第一节　对糖尿病病因病机的认识

一、源于燥热而病于肺

　　肺为娇嫩之脏，为五脏六腑之华盖，其位最高，不论是燥热阳邪，还是内郁化火和心火、肾火，都能上灼肺阴而致消渴之症。明代戴原礼《证治要诀》明确提出消渴分为上消、中消、下消三种。上消的特征为口渴、多饮，如《素问·气厥论》云："肺消者，饮一溲二。"张景岳云："若渴多饥少，病多在肺。"刘完素云："多饮水而少食，大便如常或小便清利，知其燥在上焦也。"关于病因，《症因脉治》云："燥火三消之因：或赫羲之年，燥气从令；或干旱之岁，燥火行权；或秋令之月，燥气太过；燥火伤人，上则烦渴引饮……"以上说明，无论是外界气候之异常引起的燥热之邪，还是情志郁结引发的心火和相火，或是嗜食膏粱厚味、嗜酒及辛辣所酿生的内热，均可灼伤肺津，进而影响肺津的敷布，引发上消之症。故元代医家张子和曰："消之证不同，归之火则一也。""今心为阳火，先受阳邪，阳火内郁，火郁内传，肺金受制。"叶天士《临证指南医案》云，消渴一证，"其实不越阴亏阳亢，津涸热淫而已"。明代楼英《医学纲目》云："上消者，经谓之膈消。膈消者，渴而多饮是也。……盖肺藏气，肺无病则气能管摄津液，而津液之精微者，收养筋骨血脉，余者为溲；肺病则津液无气管摄，而精微者亦随溲下。故饮一溲二，而溲如膏油也。"综以上诸家论述，上消的病机有三：一是燥热为患，灼熬肺阴；二是肺气虚衰，不能敷布津液，精微随溲下，饮水虽多，终不得用；三是素体阴虚，虚火内灼。以上所言上消，多见于 1 型糖尿病。

二、饮食不节，病于脾胃

饮食不节，过食肥甘，可致脾胃不能运化水谷之精微，并上输下泄、化赤而营养四肢百骸，而引发消渴。如《素问·奇病论》论消渴病"何以得之中"时云："此肥美之所发也，此人必数食甘美而多肥也，肥者令人内热，甘者令人中满，故其气上溢，转为消渴。"《素问·通评虚实论》云："消瘅……偏枯……甘肥贵人，则高粱之疾也。"《景岳全书》云："消渴……其为病之肇端，则皆高粱肥甘之变。"宋代赵佶《圣济总录·消渴门》云："消瘅者，膏粱之疾也，肥美之过积为脾瘅。"现医学界已公认，肥胖是糖尿病的一个重要诱因。据调查，70%～80%的糖尿病患者都是超重者。肥胖者血中的游离脂肪酸增加，促进肝糖原异生增加，肝灭活胰岛素的功能下降，易患高胰岛素血症，而有血糖升高的现象。肥胖是胰岛素抵抗的关键因素。人体内脂肪成分不断增加，靶细胞膜上的胰岛素受体减少，靶细胞内出现受体后缺陷，对胰岛素的不敏感或胰岛素抗拒随之形成，糖尿病也就随之发生。

过食辛辣醇酒，酿成内热，耗津损阴而诱发消渴病者亦不鲜见。如孙思邈《备急千金要方》云："凡积久饮酒，未有不成消渴，然则大寒凝海而酒不冻，明其酒性酷热，物无以加。脯炙盐咸，此味酒客耽嗜，不离其口，三觞之后，制不由己，饮啖无度，咀嚼鲊酱，不择酸咸，积年长夜，酣兴不解，遂使三焦猛热，五脏干燥。木石犹且焦枯，在人何能不渴?"《辨证录·消渴门》云："燔熬烹炙之物，肥甘醇厚之味，过于食饕，酿成内热，津液干涸，不得不求济于外水，水入胃中，不能游溢精气，上输于肺，而肺又因胃火之炽，不能通调水道，于是合内外之水建瓴而下，饮一溲二。"现代研究证明，饮酒能导致肥胖，甚至导致酒精性肝硬化，使肝糖原合成降低、血糖升高。饮酒过度，还可诱发急性或慢性或复发性胰腺炎、动脉硬化、神经炎等，这些都是引发糖尿病的重要诱因。

脾胃虚弱，不能运化水谷精微，可导致中焦壅塞，化热伤津，而引发消渴。《素问·阴阳别论》云："二阳结，谓之消。"《类证治裁》云："忧伤心，思伤脾，郁结不遂，则营液暗耗。"李东垣云："百病皆由脾胃衰而生也。"脾虚不能散精于肺，肺津亏虚，则口干渴而多饮；水谷之精微不能合大自然之气化赤入脉，则血少脉涩；脾虚不能转输水谷精微，则肌肉得不到濡养，形体消瘦；若精微不能上注于目，则目失濡养而视物昏花；脾虚不能散精以濡养四肢百骸，入脉化赤，则下注膀胱，而发尿频多、味甘。东垣之论，可以说是对脾胃虚损诱发糖尿病及其并发症的高度概括。现代研究已证明，久患糖尿病可能会出现肾和视神经病变，故临床对糖尿病进行防治时，应时刻注意对糖尿病并发症的防治。

三、禀赋不足，病及肾脑

肾为先天之本，若禀赋不足，肾虚，则摄纳无权、二便失司，人易患消渴症。唐代王焘《外台秘要·消渴》云："消渴者，原其发动，此则肾虚所致，每发即小便至甜。"《金匮翼》云："若腰肾虚冷，不能蒸化于上，谷气则尽下为小便，故甘味不变。"现代研究证实，肾上腺皮质激素可促进糖异生，阻止葡萄糖的利用；肾虚可通过多种途径致胰岛素绝对或相对不足，使靶细胞对胰岛素的敏感性降低而引发消渴。肾虚的原因不外乎先天和后天，先天多为禀赋不足、结构异常；后天则多为诸脏虚损，以及劳神过度或房劳过度。肾虚为概言，若深究细分，又可分为肾气虚、肾阴不足和肾阳虚。

肾居下焦，司二便，与膀胱相表里，内藏阴精，肾气虚，则二便失固，水液不能正常地蒸腾而下注，故发尿频、量多。故《景岳全书》卷十八曰："又有阳不化气则水精不布，水不得火则有降无升，所以直入膀胱而饮一溲二，以致泉源不滋，天壤枯涸者，是皆真阳不足，火亏于下之消证也。"

邪毒内蕴，化火灼阴，或酒色房劳，耗伤真阴，致相火上亢，则见口干喜饮；孤阳无依，无权蒸输精液至肺，而下注膀胱则多尿浊。《丹溪心法》云："热伏于下，肾虚受之，腿膝枯细，骨节酸疼，精少髓空，引水自救，此渴水饮不多，随即溺下，小便多而浊，病属下焦，谓之消肾。"近代研究表明，肾阴虚兼气虚型消渴，胰岛素分泌减少；肾阴虚兼内热型消渴，胰岛素分泌增多；肾阴虚兼阳虚型消渴，胰岛素分泌尤少。

肾阳为人体生命之根，为五脏六腑之所主，《医门法律》云："肾中之阳，如断鳌立极，其关系命根存亡之机，尤为宏钜。"现代研究表明，肾阳大致相当于下丘脑－垂体－肾上腺皮质系统。糖尿病的发生，和肾阳虚衰有重要关系，古今对此均有论证，赵献可云："盖因命门火衰，不能蒸腐水谷，水谷之气不能熏蒸、上润乎肺，如釜底无薪，锅盖干燥，故渴。"张景岳云："又有阳不化气则水精不布，水不得火则有降无升，所以直入膀胱而饮一溲二，以致泉源不滋，天壤枯涸者，是皆真阳不足，火亏于下之消证也。"现在已知，当胰岛素缺乏，而胰高血糖素、肾上腺素和糖皮质激素增多，糖异生增强，肝糖原输出增多时，血糖升高。

四、情志失调，病发于肝

肝主疏泄，喜条达而恶抑郁，若七情内伤，肝郁化火，可灼伤肺阴而见口干喜饮；肝火横逆犯胃，使胃失和降，气滞化火，胃阴被灼，而见消谷善饥；肝肾同源，肝火亢盛，必损伤肾阴，致下焦摄纳不固，而见尿多而甘。此外，思虑过度损伤心脾、惊恐伤肾、过喜伤心等导致的五脏虚损，都可诱发糖尿病。关于情志失调可导致糖尿病的记载在古医籍中有很多。如《灵枢·五变》云，多怒易引致消瘅。唐代王焘《外台秘要》云，消渴患者"悲哀憔悴，伤也"。刘完素《三消论》云："况消渴者，本因饮食服饵失宜……或耗乱精神，过违其度。"精神因素也可导致糖尿病已被中外学者所公认。因为精神紧张、情绪激动或心理压力及突然的精神创伤等，会引起某些应激激素（主要有脑垂体分泌的生长激素、神经末端分泌的去甲肾上腺素、胰岛 α 细胞分泌的胰高血糖素、肾上腺分泌的肾上腺素和肾上腺皮质激素）的大量增加，这些激素都是升高血糖的激素，也是和胰岛素对抗的激素。

五、气虚脉涩，病发于瘀血

糖尿病和瘀血的关系，前人早有论述，如《灵枢·五变》云："此人薄皮肤，而目坚固以深者，长冲直扬，其心刚，刚则多怒，怒则气上逆，胸中蓄积，血气逆留，腠皮充肌。血脉不行，转而为热，热则消肌肤，故为消瘅。"唐容川云："瘀血在里则口渴，所以然者，血与气本不相离，内有瘀血，故气不得通，不能载水津上升，是以发渴，名曰血渴，瘀血去则不渴矣。"糖尿病瘀血的原因，不外气虚、阴虚、燥热以及脏腑功能虚弱等。气为血帅，气行则血行，气滞则血瘀；阴津不足则血液稠浊，易发生瘀血；燥热耗津，阴津不能入血，则血液黏稠，易发生瘀血。瘀血阻于心脉，则胸痹心痛；阻于脑络，则中风偏瘫；阻于眼睛，则见眼底出血，视物不清；阻于肢体，则疼痛或坏死。故瘀血是糖尿病诸多并发症的关键。因此，治疗糖尿病，活血化瘀为重要大法之一。

综上所述，糖尿病的病因，可概括为热、滞、瘀、虚4个要素。热可由外邪所致，也可由肺燥和胃热导致，又可由阴虚而诱发。滞，可由肝气郁结、疏泄失司所致，也可由气虚、食滞所致。瘀，可由气虚气滞、血稠脉涩而致，也可由痰浊内生而致。虚，可由先天不足、脏腑虚衰而致，也可由后天失养、邪毒内犯所致，也可由贪于酒色、摄生无度所致。所以说，糖尿病的病因复杂，只有细审详查，明辨秋毫，才能提高疗效。现结合西医学对糖尿病病因的认识，对糖尿病的病机分析如下（图1）。

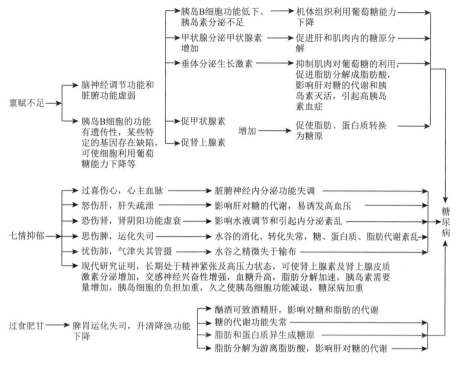

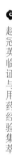

图1　糖尿病的病因病机

第二节　糖尿病的主要治法

　　糖尿病的病因复杂、症状不一，古今医家的认识和经验不同，故其治法较多，赵冠英教授根据自己的经验和学习心得，提出如下几种主要治法。

一、清肺育阴法

　　本法适用于肺燥阴虚证，此证之主症为口干舌燥、饮不解渴、心烦燥热、小便频数而黄、舌红少津、苔黄垢、脉数等。

　　常用方：二冬汤（天冬、麦冬、天花粉、黄芩、知母、甘草、人参）、黄芩汤（黄芩、栀子、桔梗、麦冬、当归、生地、葛根、天花粉、白芍、乌梅）、天花粉散（天花粉、生地、麦冬、葛根、五味子、甘草、粳米）、天花粉丸（天花粉、黄连、茯苓、当归）等。

赵冠英教授应用经验：燥火灼伤肺阴导致的消渴，是临床多见的 1 型糖尿病的一种证型。燥火之因有以下 3 个。一是外界的燥火之邪。燥火之邪伤肺灼津，影响肺对津液之输布，可引起消渴。如《症因脉治》曰："燥火三消之因：或赫曦之年，燥气从令；或干旱之岁，燥火行权；或秋令之月，燥气太过；燥火伤人，上则烦渴引饮。"二是"心移热于肺"。三是肾水空虚，既不能上济肺阴，又不能抑制心火刑金。临证时，可根据病因、病证进行施治。对于燥火灼伤肺阴所致消渴，治以甘寒清热为主，佐以滋阴降火，方用人参白虎汤合二冬汤加减，用药以太子参、知母、黄芩、麦冬、生石膏、生地、天花粉、白芍为主。临证时应随症加减：口渴甚者，加石斛、沙参、玄参；小便频且多者，加枸杞子、山萸肉、女贞子等；大便干者，加瓜蒌、玄参、酒大黄；心悸、头晕者，加黄连、生龙骨、生牡蛎、葛根、三七等。

二、养阴清胃法

本法适用于胃热炽盛、胃阴不足证，此证之主症为多食善饥、渴喜冷饮、口干舌燥、消瘦乏力、尿频、便秘、舌红少苔、脉细数。

常用方：玉女煎（生石膏、熟地、知母、牛膝）、沙参麦冬汤（沙参、麦冬、玉竹、生甘草、冬桑叶、生扁豆、天花粉）、黄连丸（黄连、生地）、增液承气汤（生石膏、生地、山药、知母、麦冬、玄参、天花粉、葛根、黄连、甘草、生大黄、鲜石斛）、止渴汤（石膏、人参、茯苓、玄参、生地、知母、麦芽、谷芽、神曲）、糖尿病一号方（黄连、人参、茯苓、天冬、麦冬、生地、熟地、知母、玄参、生石膏、山萸肉、菟丝子、大腹皮）。

赵冠英教授应用经验：胃消之病，多因醇酒厚味不节，久蕴成热，耗伤津液所致。胃热，故消谷善饥、肌肉消瘦；水谷之精微被内热耗伤，不能上输于肺，不能布精上荣，故口干舌燥；水谷精微下注膀胱，故尿多味甘。治疗胃消，应以严格节制饮食为第一要务，治以清胃泻火、滋阴润燥为主，方用玉女煎（《辨证录》）合止渴汤加减，用药以生晒参（西洋参）、麦冬、生石膏、知母、黄连、熟地、玄参、葛根、天花粉为主。临证时应随症加减：口干者，加石斛、沙参、鲜芦根；消化不良者，去熟地、生石膏，加鸡内金、谷芽、麦芽；尿频者，加枸杞子、金樱子、覆盆子；大便秘结者，加大黄、瓜蒌、核桃仁。

三、滋补肝肾法

本法适用于肝肾阴虚证，此证之主症为性急烦躁、头晕目眩、潮热盗汗、口干咽燥、腰膝酸软、小便频数、舌质红绛、苔薄白或少苔、脉弦微数。

常用方：杞菊地黄丸（熟地、山药、茯苓、泽泻、山萸肉、丹皮、枸杞子、菊花）、桑螵蛸丸（出自《太平圣惠方》，桑螵蛸、菟丝子、熟地、山萸肉、黄连）、白茯苓丸（出自《太平圣惠方》，白茯苓、覆盆子、黄连、人参、天花粉、熟地、鸡内金、萆薢、玄参、石斛、蛇床子）。

赵冠英教授应用经验：肝肾同源，肾阳亏虚，相火独炽，则渴饮善溺。肾阴不足，精不化血，肝失血养，肝阴不足，阴虚不能制阳，则肝阳上亢，而呈下阴虚上阳亢之状态，出现本虚标实证。对此类的糖尿病，治以滋阴降火、补肾养肝，方用杞菊地黄丸加减，药用山萸肉、枸杞子、熟地、山药、泽泻、知母、菊花、黄精等。临证时应随症加减：头晕目眩者，加天麻、杜仲、黄柏；潮热易汗者，加地骨皮、龟板、生地、西洋参；腰酸膝软者，加狗脊、川续断、桑寄生；心悸寐差者，加酸枣仁、百合、丹参、石菖蒲、黄连。

四、益气养阴法

本法适用于气阴两伤证，此证之主症为神疲乏力，汗出气短，心悸头晕，口渴喜饮，手足心热，小便频数，大便偏干，舌质红，苔少，脉细无力等。

常用方：生脉散（人参、麦冬、五味子）、黄芪汤（出自《医学心悟》，黄芪、人参、五味子、麦冬、枸杞子、熟地）、降心汤（出自《世医得效方》，人参、黄芪、炙甘草、白茯苓、当归、熟地、北五味子）、玉泉丸（出自《仁斋直指方》，麦冬、人参、茯苓、黄芪、乌梅、甘草、葛根、天花粉）。

赵冠英教授应用经验：糖尿病日久，脏腑虚衰，中气不足，既影响正常的水精四布，又影响水谷精微化赤为血以营养周身，部分水谷精微下注膀胱而成糖尿。对于此类型的糖尿病，治宜以益气扶正为主，佐以甘寒养阴，忌过用苦寒之品。《治验回忆录》记载："但因病已日久，正气渐衰，内脏不足，又一变而为虚寒，此病情阴阳转化之常规，不足异者……由此可知气化转变与药宜温不宜凉之精义。"对于糖尿病证属气阴两伤者，赵冠英教授常以益气养阴、调理阴阳为法，用杞菊地黄丸加减（山萸肉、枸杞子、熟地、山药、泽泻、知母、菊花、黄精）进行治疗。

五、益气健脾法

本法适用于中气不足、脾虚湿困证，此证之主症为身倦乏力、纳呆腹胀、面黄体瘦、肢体水肿、大便溏薄、小便频、舌质淡红、苔薄白、脉滑弱。

常用方：七味白术散（太子参、茯苓、甘草、葛根、木香、藿香、党参）、补中益气汤（黄芪、甘草、人参、当归、橘红、升麻、柴胡、白术）、消饮散（出自《辨证录》，人参、天花粉、茯苓、枳壳、厚朴、山楂、麦冬、甘草）。

赵冠英教授应用经验：治疗脾虚中气不足所致消渴病，宜用甘凉药而忌用寒凉药，如《医贯》记载："脾主浇灌四旁，与胃行其津液者也。脾胃既虚，则不能敷布其津液，故渴……若概用寒凉泻火之药……则内热未除，中寒复生。"《治验回忆录》记载："水津不上输而惟下泄，其主要关键，乃不在肺之宣、肾之蒸，实则脾失升降，不能利水也。倘脾能健运，输布津液，则肺肾功能亦随之恢复，自无消渴之患。"故中气不足型消渴，常治以甘凉清热为主，佐以益气健脾，方用四君子汤合生脉散加减，药用人参（党参）、白术、茯苓、甘草、麦冬、苦瓜、荔枝核。临证时应随症加减：湿困脾土，四肢水肿者，加黄芪、益母草、泽泻、薏苡仁、桑白皮、土茯苓；腹胀便溏，食纳呆滞者，加苍术、陈皮、枳壳、藿香、砂仁；面黄晦暗，月经量少或闭经者，加泽兰、川芎、丹参、白芍、当归、红花。

六、舒肝解郁法

本法适用于情志抑郁、肝郁气滞之证，此证之主症为烦躁性急、胸腹胀满，喜太息、头晕耳鸣、失眠多梦、口干目涩、大便时干时溏、舌质红、苔薄白、脉弦。

常用方：柴胡疏肝散（出自《景岳全书》，柴胡、白芍、枳壳、甘草、陈皮、香附、川芎）、柴胡参术汤（出自《审视瑶函》，人参、柴胡、白芍、甘草、白术、熟地、川芎、当归、青皮）、逍遥散（出自《太平惠民和剂局方》，柴胡、白术、甘草、茯苓、当归、白芍）。

赵冠英教授应用经验：对于五志过极，肝郁化火伤津所致糖尿病，除针对情志、精神进行治疗外，常用柴胡疏肝散合四君子汤加减进行治疗，药用柴胡、白芍、枳壳、甘草、太子参、苍术、丹参、栀子、制首乌。临证时应随症加减：头晕耳鸣，血压高者，加菊花、葛根、淫羊藿、巴戟天、黄柏；失眠多梦者，加酸枣仁、龙骨、牡蛎、百合；腹胀便干者，加酒大黄、玄参、川厚朴、佛手。

七、滋肾温阳法

本法适用于肾阳虚损之证，此证之主症为腰膝酸软、畏寒肢凉、头晕耳鸣、遗精阳痿、夜尿频多、便溏、肢肿、舌胖、苔白、脉细无力。

常用方：肾气丸（出自《金匮要略》，山萸肉、山药、熟地、丹皮、泽泻、茯苓）、引龙汤（出自《辨证录》，玄参、山萸肉、五味子、麦冬、肉桂）、枸杞汤（出自《备急千金要方》，枸杞子、天花粉、石膏、黄连、甘草）、枸杞子丸（出自《太平圣惠方》，枸杞子、茯苓、黄芪、鸡内金、天花粉、泽泻、丹皮、山萸肉、麦冬、牡蛎、桑螵蛸、车前子）、肉苁蓉散（出自《太平圣惠方》，肉苁蓉、石斛、枸杞子、远志、续断、蚕蛾、菟丝子、熟地、天雄）。

赵冠英教授应用经验：肾虚型糖尿病，以阴阳两虚为本，只是两者偏虚的程度不同而已。故临证见肾阳虚证时，用七分补肾阳药、三分滋肾阴药，方用保元汤加减，药用附子、肉桂、菟丝子、西洋参、熟地、山萸肉、益智仁、五味子、淫羊藿。临证时随症加减：腰酸肢凉，阳痿早泄者，加阳起石、锁阳、补骨脂、鹿胎膏、金樱子、蛇床子；尿频便溏者，加桑螵蛸、芡实、补骨脂、肉豆蔻、山药；遗精头晕者，加知母、黄柏、枸杞子、杜仲、桑寄生、天麻。

八、益气活血法

本法适用于病久并发脏腑功能虚衰所致气虚血瘀证，此证之主症为面色晦暗、腰痛肢麻、胸闷气短、肌肤甲错、夜尿频数、月经紫黑有块、舌质紫暗且有瘀斑、脉细涩等。

常用方：生津养血汤（出自《古今医鉴》，当归、川芎、白芍、生地、知母、黄柏、麦冬、莲子、天花粉、黄连、乌梅、薄荷、甘草）、归芍地黄汤（出自《症因脉治》，生地、当归身、白芍、枸杞子、丹皮、知母、人参、甘草、地骨皮）、黄芪汤（出自《圣济总录》，当归、黄芪、地黄、川芎、地骨皮、芍药）。

赵冠英教授应用经验：消渴病久，气虚血滞，极易导致气滞血瘀，经脉涩滞，使消渴加重，如祝谌予在《糖尿病的治疗和体会》一文中说："气阴两伤往往导致气滞血瘀，血瘀气滞又影响水津输布而加重消渴。"遇此气虚血瘀证型时，常用补阳还五汤合六味地黄汤加减，药用黄芪、西洋参、当归、川芎、赤芍、桃仁、地龙、山萸肉、熟地、丹皮、泽泻。临证时应随症加减：头晕肢麻，血压高者，加葛根、菊花、天麻、杜仲等；胸闷心悸者，加丹参、延胡索、当归等。

第三节 糖尿病并发症的治疗

糖尿病并发症分急性并发症、慢性并发症2种。其中急性并发症主要有糖尿病酮症酸中毒、糖尿病非酮症高渗综合征、糖尿病乳酸性酸中毒等，对于这些并发症，一般均采用西医疗法，而中医疗法多应用于慢性并发症，现仅就主要慢性并发症的辨证施治原则介绍如下。

一、糖尿病并发脑血管病——中风

由于2型糖尿病多发生于中老年人，且和过食肥甘和情志抑郁有关，血糖的增加易致全血黏度增高及血小板聚集和黏附率增高，使血液呈高凝状态，糖尿病患者易发生脑梗死。此病急性期，主要用芳香开窍、祛痰降浊法治疗，首选清开灵静脉滴注，口服补阳还五汤加减（黄芪、当归、川芎、赤芍、红花、丹参、石菖蒲、郁金等）。此病恢复期，主要用益气通脉、滋阴清热法治疗，以生脉散、冠心Ⅱ号方和六味地黄汤加减（人参、麦冬、五味子、黄芪、当归、川芎、红花、丹参、水蛭、葛根、三七、知母、熟地、枸杞子、泽泻等）。

二、糖尿病并发冠心病

心主血脉，而心又必得血液之滋养，才能行正常之权。糖尿病患者血液黏稠度高，极易加重动脉粥样硬化，导致气滞血瘀证，诱发心绞痛。糖尿病并发冠心病较一般冠心病病情重，因此病患者冠状动脉粥样硬化狭窄明显，而且心肌内的微小动脉也有明显改变，往往预后差，且有1/3患无病性心肌梗死。在治疗此病时，除辨证施治外，还应适时地加入益气养阴、滋补肝肾药，药用西洋参（太子参）、麦冬、五味子、川芎、丹参、白芍、延胡索、丹参、玄参、黄精、三七。临证时应随症加减：心气不足者，加黄芪、白术、生晒参；阴虚内热者，加知母、生地、枸杞子、黄连；肝肾阴虚，虚火上炎者，加葛根、黄柏、山萸肉、熟地、天麻、生龙骨、生牡蛎；心绞痛频作者，加水蛭、莪术、红花、当归、白屈菜等。

三、糖尿病并发肾病

糖尿病可导致糖代谢紊乱，血液黏稠度增加，血小板聚集和血管收缩，气滞血瘀，肾小球硬化而造成肾功能下降，治宜益肾化瘀、利水降浊，药用黄芪、白术、茯苓、冬虫夏草、酒大黄、熟地、泽泻、石韦、赤芍、川芎、丹参、三七。临证时随症加减：头晕目眩、肝火上亢者，加菊花、钩藤、生石膏、天麻等；恶心呕吐者，加竹茹、砂仁、藿香、陈皮等；尿少频数、下肢水肿者，加桑白皮、枸杞子、桑螵蛸、五味子、益母草、汉防己、车前子等。

四、糖尿病合并眼病

糖尿病眼病也是由于气滞血瘀、经脉瘀涩所致，其发病率随病史而异。据统计，初期糖尿病患者眼病发病率约为4%，糖尿病病史18年以上的患者眼病发病率约为90%。糖尿病眼病主要是视网膜病变，其中最常见的为视网膜出血，治疗时一般分期辨证施治。出血期，治以益气养阴、凉血止血，方用加味犀角地黄汤［犀角（水牛角代）、生地、白芍、女贞子、旱莲草、仙鹤草、茜草根、田三七等］。吸收期治以益气养阴、活血化瘀，方用益气养阴汤合血府逐瘀汤加减（黄芪、太子参、生地、地骨皮、泽泻、枸杞子、丹参、赤芍、红花、葛根、当归、川芎等）。恢复期治以滋补肝肾、活血软坚，方用杞菊地黄丸合补阳还五汤加减（黄芪、黄精、玄参、枸杞子、熟地、白芍、川芎、当归、丹参、知母、田三七等）。

五、糖尿病性神经病变

糖尿病性神经病变在糖尿病患者中的发生率约为50%，其中以周围神经病变最为多见，其病因多为经络瘀涩，气滞血瘀，神经失养。此病证之主症为局部感觉异常、痛觉过敏、肌肉软弱无力或肌肉萎缩、胆道功能异常、胃肠排空迟缓、夜间腹泻、阳痿早泄、月经紊乱等，动眼神经受累则有复视、睑下垂等。治以益气养阴、活血通络，方用益气养阴汤合血府逐瘀汤加减（黄芪、生地、麦冬、丹参、桃仁、红花、葛根、当归、川芎、地龙、全蝎等）。

第十章　赵冠英教授治疗急性心肌梗死的经验

心肌梗死为西医学病名，中医学中虽无此病名，但在很早以前就对此病有了一定的认识和文字记载。我国现存最早的医书《黄帝内经》对心肌梗死的症状和预后等有较详细的描述，如记载心绞痛的症状为"胸中痛，胁支满，胁下痛，膺背肩胛间痛，两臂内痛""胸痛彻背，背痛彻心"，严重的心肌梗死"手足青至节，心痛甚，旦发夕死，夕发旦死"。《诸病源候论》记载心肌梗死和冠状动脉粥样硬化所致心绞痛"痛发有死者，有不死成疹者……其正经不可伤，伤之而痛者，多为真心痛，朝发夕死，夕发朝死。心之支别络为风冷所乘而痛者，故痛发乍间乍甚而成疹也"。

第一节　对急性心肌梗死的认识

一、急性心肌梗死发病机制

中医学认为"心主血""心主脉"，血液在脉中周流不息，全赖心阳的推动。冠状动脉粥样硬化可导致气滞血瘀，阴阳失调，若在此基础上再加以强烈的外因（如七情六淫、劳累过度、饮食失节等）刺激，则可进一步造成心阳不振，痰浊内阻，气滞血瘀，心脉梗塞而坏死，也就是说，心肌梗死是先有心脉痹阻不畅、阴阳失调、心气不足等内因，然后再在外邪的作用下才发生的，此即中医学所说的"正气存内，邪不可干""邪之所凑，其气必虚"。

（一）内因——造成和加重冠心病的因素

1. 肾虚

中医学所说的肾的功能较广，除了包括西医学肾的调节水液代谢的作用外，还包括西医学中内分泌系统（包括肾上腺、垂体、性腺、甲状腺）、中枢神经系统、自主神经系统等的部分作用。如中医学认为肾的生理功能和特点有藏精舍智、主骨生髓通脑、纳气、主生长发育和生殖、开窍于耳、司二阴等。肾的生理与病理主要通过肾阴和肾阳两个方面表现出来，这里的肾虚包括肾阴虚损、肾阳虚损两个方面。

肾阴是人体之阴的根本，故称为元阴。人体的脏腑需靠肾阴来滋养，人体的生长发育也以肾阴为物质基础，若人体的脏腑失去肾阴的滋养，没有病者可能生病，已病者可能病情加重。如心失肾阴滋养，就会导致水火不济、心肾不交等病证，使心阴进一步亏耗，心的阴阳进一步失调，而出现心悸动不安、心律不齐、失眠多梦等症状，这样又会进一步加重冠状动脉的瘀滞。

肾阳是人体阳气之本，是各个脏腑功能活动的根本，故被称为元阳，具有推动人体各个脏腑生理活动的作用。肾阳虚，就会使各脏腑的功能活动发生异常。如心阳失肾阳的鼓动，则心阳进一步不足，心功能降低，推动气血运行的功能进一步减弱，更易导致气滞血瘀。

2. 脾虚

中医学的脾和西医学所说的脾是字同而概念不同，中医学认为脾主运化、藏营、裹血舍意，主肌肉和四肢，开窍于口，如《黄帝内经》中有"脾居中央，灌溉四旁""脾气散精"等论述，《难经》中有脾"主裹血，温五脏"，"脾统血"等论述。根据这些记载可知，中医学的脾的功能包括西医学的消化吸收、体液调节、物质代谢、血液运行的管理以及造血的部分功能，若脾虚，就会出现消化吸收、物质代谢、血液运行等方面的障碍，造成脂类、蛋白质代谢失调，血脂增加，血液运行不畅，更易促成或加重冠状动脉粥样硬化。

3. 肝郁

中医学所说的肝，是广义的肝，具有主疏泄、司谋虑、藏血、主筋、开窍于目等生理作用和特点。因此说，中医学的肝不但具有分泌胆汁的作用，而且还具有西医学的脑、内分泌系统、自主神经系统、心血管系统等的一部分作用。肝和心肌梗死的关系，主要体现在疏泄功能的障碍上，肝对人体的气机有疏泄功能，若肝气郁结，气机失畅，就会引起或加重气滞血瘀，促使冠状动脉粥样硬化发生或加重，从而引发或加重心肌梗死。

肝气久郁可以化火，肝失水涵可导致肝阳上亢，两者都可耗津，津耗既可使脉络失养，又可产生痰浊，所以两者均是产生或加重动脉粥样硬化及心肌梗死的原因。

（二）外因——心肌梗死的诱因

1. 七情

喜、怒、忧、思、悲、恐、惊，中医学称为七情。七情是指人的7种精神情志的变化，这7种情志的变化可以影响人体脏腑和神经及内分泌的功能活动。在人受到外界的强烈刺激时，精神情志急剧变化，就会造成脏腑功能失调和损伤，特别是心脏更易受损，因心脏为五脏六腑之主、神明之所舍，如中医学认为"过喜伤心"、"劳思过度"可以"伤心脾"。过分的刺激可以使心气耗散、心阳不足，心阳虚则不能正常推动血循脉行，导致气滞血瘀，进而造成心肌梗死。如《灵枢·口问》说："心者，五脏六腑之主也，故悲哀忧愁则心动。"另外，怒则伤肝，肝郁气滞，疏泄功能障碍，则会加重心脏的气滞血瘀，导致心脉瘀阻，引发心肌梗死。

2. 六淫

中医学将自然界的气候变化归纳为6种，即风、寒、暑、湿、燥、火。这6种气候的正常变化称为"六气"。人体具有适应和调节的能力，因而六气往往不成为引起疾病的病因。若六气发生异常的变化，就会成为致病因素，此时称"六气"为"六淫"。若当心脏本身素有气滞血瘀，阴阳失调，即冠状动脉粥样硬化，再加外因内侵，就会发生心肌梗死。如寒邪入心，则心阳更虚，又因血液的特性是"遇寒则凝""遇温则行"，所以阳虚血凝就易造成心脉阻塞，久郁不通，而引发心肌梗死。这就是中医学所说的"心痛者，风冷邪气乘心也""心痛彻背，背痛彻心，此乃大寒之气直逼心胸"。明代林佩琴《类证治裁》也说"寒邪攻触，猝大痛，无声，面青气冷，手足青至节"，描绘了寒邪所致心肌梗死引起的血液循环衰竭的情况。

3. 食伤

中医学认为过食膏粱厚味，容易产生痰浊，痰浊阻塞心脉易引起心肌梗死。暴饮暴食，损伤脾胃，也可引起中焦堵塞，气机不畅，胸阳不振，而导致气滞血瘀。另外，脾被食伤，或湿困脾土，运化失司，影响升清降浊的功能，也可导致痰浊内生，痰浊之邪既可造成动脉粥样硬化，又可导致心脉阻塞。

4. 活动失宜

冠心病患者，本来就有心的气血两虚，如果突然做剧烈的活动，必会出现心跳加快，导致心气耗损，不能正常地推动血液循经往返，加重心脏的气滞血瘀。另外，剧烈运动可耗津，津耗则血液黏稠，血液循行滞缓；剧烈运动还耗伤元气，气虚则行血无力，加重瘀血。故剧烈运动也是加重心脉瘀阻和心绞痛的因素。特别在饱食后，更不要过量运动，因胃是多血多气之腑，饱食后周身的气血聚于胃而助消化，这时如再做剧烈的活动，易使心血更虚，而更易引起心绞痛或心肌梗死。总之，任何可伤气、耗津、损血的原因，都是造成心肌梗死的因素。

综上所述，中医学认为心、肾、肝、脾的虚损和阴阳失调，可引起心脉不畅，气滞血瘀，胸痹心痛；在胸痹心痛得不到很好的治疗时，病情会日渐加重，然后在强烈的外因（如六淫、七情、伤食、过劳）刺激下，就可造成心的气滞血瘀，引发心肌梗死。内外因的这种相互关系，试用下图（图2）说明。

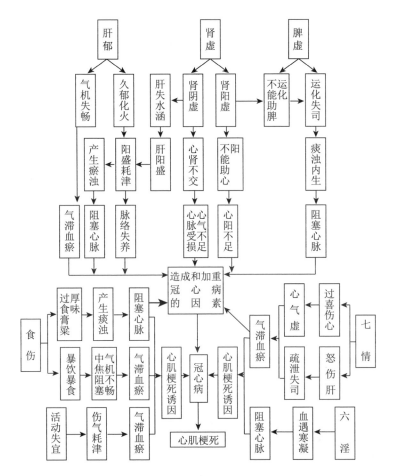

图 2　心肌梗死发病机制示意图

二、舌质、舌苔的变化与心肌梗死衍变的关系

通过临床观察，发现在急性心肌梗死的衍变过程中，舌质和舌苔的变化有一定的规律。在舌质方面，约70%的病例，危重期呈紫红或暗红色，少数患者舌边或舌尖有瘀斑，中医学认为这种舌象提示内有瘀血。这种变化，基本上符合心肌梗死后，血液循环障碍的病理变化。随着病情的好转，舌质有瘀斑的情况也逐渐好转。还有少数患者，舌中央有瓜子大小的无苔区，中医学称这种舌为鸡心舌。还有极少数患者舌质红光无苔。中医学称这两种舌质变化是心胃阴虚所致。这种舌质一般也随着病情好转而恢复常态。

绝大多数患者舌苔的变化规律是于患病 1~2 天后，舌苔逐渐由薄变厚，3~4 天即可达到白腻厚苔，有的变为黄厚腻苔，且在舌苔变化的同时，一般伴有恶心、呕吐、腹胀纳差、大便干结等消化道症状，第 3 周以后，食欲好转，舌苔也逐渐变薄，一般到第 4 周下床活动时，舌苔恢复常态。

中医学认为"舌为心之苗""心气通于舌""舌为脾之外候"，也就是说，心脏血脉流通情况和脾胃的消化功能可以通过舌质及舌苔的变化反映出来，根据舌质和舌苔的变化规律也可间接地了解心脏疾病的衍变过程及病情的轻重，这是赵冠英教授的初步体会。

第二节　急性心肌梗死的分期辨证治疗

一、急性期（1 周左右）

此期病情危重，并发症最多，心源性休克、心律失常和心力衰竭等主要并发症多在此期出现，所以此期是心肌梗死抢救成败的关键，必须抓住主要矛盾进行治疗。从中医学辨证来看，此期的主要矛盾是心阳虚损，次要矛盾是血瘀痰阻，"气为血帅"，"气行则血行"，"气滞则血瘀"，血在脉中周流不息全赖心阳之推动。冠心病患者，多有胸阳不振，当出现心肌梗死后，心阳进一步虚损，所以此期的患者，都有不同程度的自汗、神疲乏力、气短懒言、心悸和脉沉细或结代等阳虚表现，阳虚气滞必会导致血瘀，故在产生阳虚症状的同时，一般还伴有心前区剧痛、胸闷憋气、舌质紫暗等血瘀症状。气虚是本，血瘀是标，在治病必求其本的原则下，对此期的治疗，多以温阳益气的人参、附子为主，以活血化瘀的丹参为辅。对痰浊上泛，出现恶心呕吐的患者，仍以温阳益气为主，稍佐以和胃止呕之品。因为痰浊上泛，是由于心阳虚损导致脾阳不足，脾虚失运，痰浊内生，胃气不降所致。所以只要心阳得复，恶心呕吐不治也可自止。以上这种认识，源于赵冠英教授大量的临床实践。以往对于急性心肌梗死伴有恶心呕吐者，一般均给予具有益气和胃、降逆止吐作用的药物，往往药刚入口即被吐出，甚者闻到药味即恶心，但唯独服人参汤不吐。临床中还发现人参汤不但有止吐作用，而且对心肌梗死的症状也有明显的改善作用。于是将这种方法作为一个常规方法固定下来。对于伴有恶心呕吐的急性心肌梗死，均先给以独参汤，等呕吐停止后再进行分期辨证治疗的方法。数年的临床实践证明，这种方法疗效显著。

另外，根据阴阳互根、阳生阴长的理论，在心阳虚损的同时，心阴亦受到影响，特别是平素阴虚的患者。所以在温阳益气的基础上，一般均加养心阴的药物，如麦冬、玉竹等。

总之，心肌梗死危重期的治疗方法应为以温阳益气为主，佐以养阴活络。

主方：人参（党参、黄芪）、熟附片、丹参、麦冬、三七粉。

辨证加减：心阳虚损较重者，加黄芪、桂枝，重用人参；恶心呕吐者，加陈皮、半夏、藿香；心绞痛频发者，加罂粟壳、延胡索、细辛；心悸怔忡（心律不齐）者，加炒枣仁、琥珀粉、延胡索、当归、生龙齿。

腑气不降，痰湿中阻，大便燥结，舌苔向厚腻转化时，宜早用大黄（以生大黄为佳），使腑气通畅，如此则上述诸症将会较快缓解。用生大黄以大便通为度，不宜令患者腹泻。

二、稳定期（2~3周）

虽然此期患者自觉症状多不明显，但中医学认为，此期患者仍未完全脱离危险，不能掉以轻心。因为此期患者经过了正邪之间的一场搏斗之后，虽然邪气减弱、病情好转，但正气也受到了很大损伤，因此可能出现正气虚的症状，多表现为阴阳俱虚。此期除个别患者还有轻微疼痛外，患者的主要表现是神倦乏力、胸闷憋气、食纳欠佳、口干舌燥、腹胀便干、苔白厚腻等。根据此期的病机特点，可治以扶正祛邪、调补阴阳，佐以活血化瘀，以达到化腐生肌、扶正祛邪的目的，平安地过渡到恢复期。

主方：党参、丹参、山楂、郁金、赤芍、白芍、鸡血藤、红花、黄芪、当归、麦冬、玄参、三七粉。

辨证加减：心阳偏虚者，加桂枝、熟附片；心阴偏虚者，加石斛、玉竹、生地；脾虚胃弱、浊气上泛者，加佛手、陈皮、鸡内金、砂仁等。

三、恢复期（4~6周）

此期患者一般可以起床活动，个别心阳虚弱、心功能不好者可在第4周后起床活动。此时，患者虽然都有不同程度的周身控制，但病情仍较危重，血压不稳，多处在（80~90）/（50~60）mmHg。

此期的主要矛盾是心脉不畅，梗死未复，故治以活血化瘀为主，佐以益气养血，方用当归补血汤合冠心Ⅱ号方加减（黄芪、黄精、当归、丹参、川芎、降香、红花、郁金、鸡血藤、三七粉）。

综上所述，急性心肌梗死的常用治法及药物如下。益气：黄芪、党参（人参）、黄精。活血：当归、川芎、红花、丹参、益母草、鸡血藤、蒲黄、五灵脂、桃仁。化痰湿：瓜蒌、半夏、藿香、佩兰、竹茹、茯苓、白术。养阴：麦冬、五味子、玉竹、石斛。理气：香附、郁金、枳壳、降香。通阳：薤白、桂枝。温阳：附子、肉桂、干姜、补骨脂、菟丝子、淫羊藿。通腑：生大黄、番泻叶。清热：黄连、黄芩。平肝潜阳：生龙骨、生牡蛎、菊花、钩藤。近年来，为了提高疗效，使患者能更早用药，并使药物更快发挥作用，不少医院试制了一些可供肌肉注射或静脉滴注的中药针剂，如生脉注射液、四逆注射液、参附注射液、参麦注射液、抗心梗合剂、复方丹参注射液、瓜蒌皮注射液、桑寄生注射液等。临床实践证明，这些针剂有较好的疗效。

验案

曹某，男性，63岁，1984年6月12日初诊。

病史： 入院诊断为急性前间壁心肌梗死及下壁损伤，入院后有频发之心前区痛，血压120/80 mmHg，心率72次/分，频发室性期前收缩。

现症： 大汗淋漓，恶心呕吐，四肢不温，轻度发绀，精神淡漠，舌质淡红，苔白，脉细弦无力。

辨证： 气虚血瘀，心阳虚衰。

治法： 以独参汤急救心阳，配合西药治疗。

3天后病情好转，心绞痛未作，四肢变温，汗减，呕止。

二诊： 第5天病情反复，出现乳头肌功能障碍及梗死范围扩大，并有轻度的心力衰竭及室性期前收缩，心尖部可听到鸥鸣样杂音及心包摩擦音。中药治疗以益气温阳为主，佐以活血化瘀之法。方药：人参10 g，桂枝10 g，黄芪30 g，丹参15 g，当归15 g，白术15 g，佛手15 g，麦冬15 g，五味子6 g，三七粉3 g（冲服）。除用中药治疗外，还要加小剂量利尿剂和强心剂。

三诊： 经中西医前后10天的抢救，病情趋于稳定，心尖部的鸥鸣样杂音及心包摩擦音消失，心律齐，汗止，食欲增加，舌质淡红，苔白欠津，脉弦细。中药治疗改用益气滋阴、活血化瘀法。方药：人参10 g，黄芪30 g，丹参15 g，当归15 g，玉竹15 g，麦冬15 g，佛手15 g，赤芍15 g，三七粉3 g（冲服）。

四诊： 第6周后下床活动，但往往在活动量略大时及进餐后易出现心绞痛，舌质淡红，苔薄白，脉弦。中药治疗以活血化瘀、益气通脉为法。方药：人参10 g，黄芪30 g，丹参15 g，郁金15 g，川芎15 g，赤芍15 g，红花10 g，三七粉3 g（冲服）。

前后经2个月的中西医治疗，患者病愈出院。

第三节　急性心肌梗死的主要并发症的治疗

一、心源性休克的治疗

心源性休克是心肌梗死的严重并发症之一，死亡率较高。心源性休克和单纯的血压降低，虽都多属于中医学阳虚证，但有所不同，中医学认为心源性休克属心阳虚损或心阳虚脱，多表现为冷汗、神倦、四肢不温、脉沉细等，而单纯的血压降低虽多属心阳虚损，但无休克症状。

1. 心阳虚损型心源性休克的治疗

心肌梗死患者，入院的 1~3 天，绝大多数都有程度不同的心阳虚损的表现，如胸闷气短、神倦乏力、闭目懒言、面黄汗出、四肢不温、脉沉细或结代、血压偏低等。此时应治以温阳益气为主，纠正心阳之虚损。经数年的观察，发现这样的治疗措施，既可使心阳虚的症状很快得到控制，也可避免阳虚继续发展到阳脱的地步。心阳虚损型急性心肌梗死的具体治疗方案如下。

（1）参附注射液静脉滴注。方法是：60~100 ml 参附注射液加入 10% 葡萄糖注射液中静脉滴注，参附注射液 24 小时内可用到 200 ml。

（2）口服升脉煎剂：人参、熟附片、麦冬、丹参、佛手。

根据具体情况两者可单用或并用。

验案

罗某，男，45 岁，1986 年 7 月 22 日初诊。

病史：因持续心前区剧痛 2 小时急诊入院，入院后诊断为急性前壁心肌梗死伴轻度心力衰竭。患者表情痛苦，无明显发绀和下肢水肿，血压 90/60 mmHg。两肺散在中小水泡音，左肺底较重。

现症：面色苍白，冷汗淋漓，恶心呕吐，四肢不温，舌质淡红，舌苔薄白，脉沉细。

辨证：心阳虚损，心脉瘀阻。

治法：温阳益气，通脉养心。

处方：参附注射液合生脉散加减。

以 100 ml 参附注射液加入 10% 葡萄糖注射液 500 ml 内静脉滴注，每日 2 次。配合口服生脉散加减。

党　参₁₅g　　麦　冬₁₅g　　　五味子₈g　　　　丹　参₁₅g

水煎 2 次取汁，口服。

第 2 日血压升到 110/60 mmHg，汗出减少，四肢变温，继续静脉滴注参附注射液，内服生脉散加减，参附注射液静脉滴注连续应用 3 天，以后只服汤剂，经 6 周治疗，患者痊愈出院。

2. 对心阳虚脱型心源性休克的治疗

急性心肌梗死导致的心源性休克患者，多见面色苍白、大汗淋漓、口唇青紫、四肢厥冷、精神淡漠、脉沉伏等心阳虚脱症状。此时应重用温阳益气之品来回阳救逆，一般中西药并用，中药注射剂和水煎剂并用，待病情趋于稳定，先停西药，再停中药注射剂。

验案

罗某，男性，63 岁，1986 年 7 月 27 日初诊。

病史：入院诊断为急性下壁心肌梗死伴发心源性休克、心律不齐，血压（80～90）/（50～60）mmHg，心率 88 次/分，第一心音减弱，心电监护仪显示室性期前收缩和非阵发性室性心动过速，当即给予间羟胺（阿拉明）、多巴胺升压，静脉滴注利多卡因、肝素、哌替啶（杜冷丁）、地西泮（安定）和去乙酰毛花苷（西地兰）、呋塞米（速尿）等抢救，虽然心律得到控制，但病情仍较危重，血压不稳，多处在（80～90）/（50～60）mmHg。

现症：面色苍白，痛苦病容，嗜睡，四肢厥冷，大汗淋漓，末梢发绀，两脉沉细而微弱。

辨证：心阳虚脱。

治法：益气温阳。

处方：参附注射液配合升压药。

将参附注射液 80 ml 加入 10% 葡萄糖注射液 250 ml 中和升压西药同时静脉滴注，每日 2 次，注射后，血压较前平稳，一般为（100～140）/（80～90）mmHg，四肢变温，紫绀消失，汗出减少。第 3 天将升压的西药间羟胺和多巴胺用量减半。第 4 天停升压西药，单用参附注射液加入 10% 葡萄糖注射液中静脉滴注，又连续应用 3 天，血压稳定在（120～150）/（80～90）mmHg。心肌梗死后第 7 天停参附注射液静脉滴注。心肌梗死后第 15 天在床上活动，第 4 周下地活动，第 8 周出院。

二、心律失常的治疗

心律失常是心肌梗死的一个严重并发症，也是危及患者生命、造成死亡的一个重要原因。近几年，在临床上广泛应用抗心律失常的利多卡因、普鲁卡因胺和普萘洛尔等进行治疗和预防以来，心肌梗死并发心律失常的发生率有了明显下降，病死率大大降低。同时临床实践也表明，在应用以上药物的同时，若配合使用中药，则心肌梗死伴发心律失常的发生率降低、治愈率提高。临床研究还表明，采用中药治疗的 24 位急性心肌梗死患者中伴发不同程度的心律失常的 12 位，无 1 位死亡。

心律失常，属中医"心悸""怔忡"的范畴，心律失常者往往脉结代。中医认为心律失常的原因不外 2 个，一是血虚，一是气虚。心主血，血虚则心失所养，易导致心悸、怔忡。《丹溪心法》指出："怔忡者血虚。怔忡无时，血少者多。"这说明心肌梗死伴发的心律失常是由冠状动脉梗塞，心失血养所致。气虚，胸阳不振，心气虚损，亦可导致心悸，如成无己在《伤寒明理论》中说："其气虚者，由阳气内弱，心下空虚，正气内动而为悸也。"综上所述，心律失常，是由于心肌梗死，心阳虚损，血不养心所致。基于以上认识，中医学对心肌梗死伴发的心律失常的治疗，一是以温阳益气为主，佐以养血；一是以活血化瘀为主，佐以温阳益气。具体应用如下。

对于心痛不止、面白神疲、脉细或见结代者，用炙甘草汤加减，即《伤寒论》所说的"伤寒，脉结代，心动悸，炙甘草汤主之"。方中人参、炙甘草、桂枝、生姜温阳益气，生地、阿胶、麦冬、麻仁、大枣等养血补血。

对于"心痛阵作，舌色紫暗，脉涩或结代"者，治宜活血化瘀，药用失笑散加桃仁、红花，兼有阳虚者加桂枝、人参等通阳益气之品。

赵冠英教授认为以上两法，虽然对心律失常有一定疗效，但疗效都不够理想。因心肌梗死的原因是气虚血瘀，心律失常当然也主要是由气虚血瘀所致，故采用益气活血、养心安神之法治之，效果满意。具体方药：人参、桂枝、甘草，温阳益气；当归、延胡索、郁金、石菖蒲、三七，活血化瘀；丹参、龙骨、牡蛎、琥珀粉，养心安神。

验案

徐某，男性，76 岁，1988 年 5 月初诊。

病史：诊断为急性前壁心肌梗死。入院时偶有心前区刺痛，血压 160/104 mmHg，心尖搏动不明显，体温 36.5 ℃，频发期前收缩（房性和室性期前收缩）。

现症： 汗出嗜睡，四肢不温，舌质红暗欠津，苔灰垢，脉弦细结代。

辨证： 心脉瘀阻，气血两虚。

治法： 益气活血，养心安神。

处方： 生脉散加减合抗心律失常西药。

| 人 参 10 g | 麦 冬 15 g | 五味子 8 g | 丹 参 15 g |
| 当 归 15 g | 延胡索 15 g | 陈 皮 10 g | 生龙骨 30 g |

生牡蛎 30 g

服中药的同时静脉滴注利多卡因，服药后期前收缩很快得到控制。之后根据急性心肌梗死分期论治，6 周后治愈出院。

三、心力衰竭的治疗

心力衰竭是急性心肌梗死的三大临床并发症之一。据统计，心肌梗死合并心力衰竭的发生率在 20% 左右，病死率在 40% 左右。因此，积极地预防和救治心力衰竭，是降低急性心肌梗死病死率的一个重要措施。现将中医学对心力衰竭的认识和治疗，结合赵冠英教授的体会介绍如下。

中医学中虽无对心力衰竭的专门论述，但在水肿、心悸、怔忡和喘证等病证的相关内容中有许多关于心力衰竭的论述和记载。在症状描述方面，如《素问·痹论》记载"心痹者，脉不通，烦则心下鼓，暴上气而喘，嗌干善噫，厥气上则恐"；隋代的巢元方《诸病源候论·水肿候》指出，此病有"水肿""颈脉动""时咳""不得正偃，偃则咳清水；不得卧，卧则惊，惊则嗽甚；小便黄涩是也"等症状；明代秦景明《症因脉治·伤损喘逆》记载"伤损喘逆之症，张口抬胸，喝喝喘急，不能接续，或胸胁作痛，或吐紫血"，同时还指出"伤损喘逆之脉：或促或结，大小不均。六部冲和者生，至数不清、按之散乱者死"。关于心力衰竭的发病机制，中医学一般是针对心力衰竭的水肿、咳喘、心悸三大主症分别论述的，现将这三大主症的产生机制分述如下。

心主血脉，心肌梗死后，心阴耗损，心气虚衰，不能正常地推动血液循经流动，则气滞血瘀，血瘀则水溢于脉外而发水肿，此即中医学所谓"血不利则为水"。此外，肺为气之主，心力衰竭则血瘀于肺，肺气失宣，不能通调水道，下输膀胱，导致水液停留，而成水肿。肾主水，对水肿的发生更为重要，如《素问·水热穴论》记载："肾者，胃之关也，关门不利，故聚水而从其类也；上下溢于皮肤，故为胕（即肤）肿。胕肿者，聚水而生病也。"除以上三脏外，脾失健运、不能正常地升清降浊，三焦决渎不利、水道不通，膀胱气化失常、水液停聚等，都是导致水肿的原因。

肺为气之主，肾为气之根，心气虚衰，血瘀于肺，肺气失宣，故气短而喘；肾虚则气不能摄纳，故张口抬肩、喝喝作喘。脾虚失于升清降浊，痰饮内停肺络，气道不畅，也可导致痰涎喘咳。

心脉瘀塞、心血不足、心阳虚衰、水饮内停、水气凌心，均可导致心悸。肾虚，水不上济于心，心火妄动，亦可令心悸动不安。肺为心之辅佐，肺气不畅、水气射肺，亦可加重心气之不足，使心悸加重。

关于心力衰竭的治疗，由于病在于心，且和肺、肾有关，故一般以温补心阳为主，佐以利尿宣肺。如《杂病源流犀烛》云："短气，元气虚乏病也，当补气，不可泻肺，治法无二，宜加味生脉散。"《金匮要略》亦云："夫短气有微饮，当从小便去之。"以上为前人的经验，赵冠英教授根据数十年的临床实践经验，认为治疗心力衰竭应以温阳益气、宣肺利水为宜，常用方药及辨证加减如下。

主方：人参、黄芪、附子、白术、茯苓。

水饮上犯，症见心悸气短、痰涎喘咳者，加桑白皮、益母草、泽泻、甜葶苈子；脾虚失运，水邪泛滥，症见四肢水肿、食纳欠佳者，加砂仁、陈皮、生姜皮、冬瓜皮。

验案

袁某，男，44岁，1988年4月初诊。

病史：诊断为急性前壁心肌梗死（再次梗死），左前束支阻滞，轻度心力衰竭，且有室性期前收缩，心率80～90次/分，双肺有湿啰音。

现症：气短，憋气，面色苍白，多汗肢凉，伴恶心呕吐，脉沉细弦结。

辨证：气虚血瘀。

治法：益气活血。

处方：生脉散加减合治疗心力衰竭的西药。

人　参 10 g	五味子 8 g	麦　冬 15 g	郁　金 15 g
赤　芍 15 g	红　花 15 g	丹　参 15 g	玉　竹 15 g

服中药的同时配合利多卡因持续静脉滴注及小量呋塞米口服，心力衰竭和室性期前收缩很快得到控制，病情趋于稳定。

患者第 3 周因情绪激动，又出现急性心力衰竭，症见咳嗽喘急、不能平卧、咳吐泡沫痰、口唇发绀、颈静脉怒张、下肢轻度水肿、尿少色黄，两肺满布干湿啰音及水泡音，心率 90～110 次/分，心尖搏动范围扩大，根据临床症状和 X 线片，诊断为急性心肌梗死并发室壁瘤导致的心力衰竭。中医治以温阳益气、宣肺利水，药用人参、黄芪、熟附片、白术、云苓、丹参、桑白皮、益母草、赤芍、泽泻、甜葶苈子。西医加以口服小量呋塞米及静脉滴注毛花苷 C 和利多卡因，心力衰竭很快得到控制。之后的恢复期中，患者屡有心慌气短、夜间阵发性呼吸困难等心功能不全表现，考虑与室壁瘤形成有关。在中西医密切配合治疗下，后期恢复较顺利。